Mag. Sigrid Tschiedl – Univ.-Prof. Dr. Ursula Bailer

Zum Kotzen

Tagebuch einer Bulimie-Erkrankung

Mag. Sigrid Tschiedl
Univ.-Prof. Dr. Ursula Bailer

Zum Kotzen

Tagebuch einer Bulimie-Erkrankung

VERLAGSHAUS DER ÄRZTE

Umschlaggestaltung: Andrea Malek, Malanda-Buchdesign, Graz
Foto Umschlag: Andreas Lindinger
Projektbetreuung: Mag. Michael Hlatky
Layout und Produktion: Helmut Lenhart
Druck und Bindung: MaTisk, Maribor
Printed in Slovenia
ISBN 978-3-902552-28-0

Aus Gründen der leichteren Lesbarkeit – vor allem in Hinblick auf die Vermeidung einer ausufernden Verwendung von Pronomen – haben wir uns dazu entschlossen, alle geschlechtsbezogenen Wörter nur in eingeschlechtlicher Form – im vorliegenden Fall zumeist die weibliche – zu verwenden. Selbstredend gelten alle Bezeichnungen gleichwertig für Männer.

Inhaltsverzeichnis

Einsame Dunkelheit

So schwarz wie die Nacht
so, kalt wie Schnee und Eis
einsam verlassen wacht
ganz ruhig und leis'.

Still und stumm
doch mein Inneres schreit.
Niemand kümmert sich drum,
es bleibt in Verborgenheit.

Lass es jammern und schreien
es wird niemand hören,
denn der Schmerz ist mein.
Wen sollte das stören?

Fühle nur ich diesen Schmerz?
Tief in meiner Brust
Das gebrochene Herz,
es schreit vor Trauer und Frust!

Wo ist der Sonnenschein geblieben?
Wo das helle Licht?
Wo ist die Wärme verblieben?
Was verdunkelt die Sicht.

Kein Mond, kein Stern
kein Licht am Himmelszelt.
Es liegt so fern
verbannt aus meiner Welt.

Ich möchte endlich wieder sehen,
einen Funken ganz klein!
Dorthin werd' ich ganz gehen
Um wieder glücklich zu sein!

Gedicht einer Bulimieerkrankten um den Aufschrei der Seele (Bulimia nervosa) zu verstehen.

Vorwort

Bulimie ist eine Krankheit, die sich in dein Leben einschleicht. Anfangs eine „Anlass bezogene Ausnahmeerscheinung", wird das Erbrechen bald schon eine „gelegentliche Ausweichmöglichkeit", anschließend eine „schlechte Angewohnheit" und ehe man sich's versieht wird man es nicht mehr los und steckt mitten in einer ausgewachsenen Sucht. Ich frage mich sehr oft, wie mir das passieren konnte. Warum bin ich da hineingeraten, wann hat die Krankheit begonnen, wo verlief die Grenze zur Essstörung, warum habe ich sie nicht erkannt?

Allein in unserem täglichen Sprachgebrauch finden sich dutzende Beispiele, die darauf hinweisen, dass ein direkter Zusammenhang zwischen Nahrungsaufnahme und Gemütsverfassung in unserer Gesellschaft nicht nur existent ist, sondern einen immensen Stellenwert besitzt. In Verbindung mit Essstörungen, speziell Bulimie, werden Phrasen wie „Das kotzt mich an", „Ich hab es satt", „Da muss ich mich durchbeißen", „Das muss ich erst verdauen" vor allem für Betroffene besonders „gewichtig", ihre Bedeutung „wiegt schwer".

Man „schluckt" Dinge, Probleme, Gedanken im wahrsten Sinne des Wortes „hinunter", um sie dann wieder in Form von halbverdauter Nahrung rauszukotzen, loszuwerden, all das, was man nicht verarbeiten kann, was belastet, was zu viel ist. Das Ritual des Essens und anschließenden Erbrechens wird zum Ventil: unterdrückte Aggressionen, Wünsche, Schmerz, übermächtige Emotionen werden dadurch kompensiert und so scheinbar Druck abgebaut. Bulimie bietet die „wunderbare Scheinmöglichkeit" einmal getroffene Entscheidungen (wie zum Beispiel die eine große Portion Spaghetti gegessen zu haben, stellvertretend für andere, noch schwierigere Entscheidungen, die das Leben täglich fordert) einfach wieder rückgängig, sozusagen ungeschehen zu machen. Man hat den Eindruck sich selbst und seinen Körper kontrollieren zu können, Macht über ihn zu besitzen, nach Belieben eine innere Leere zu füllen und sich dann wieder zu reinigen, sich von allem zu befreien, was belastet. Man übersieht dabei, dass die Sucht Macht und Kontrolle über den Süchtigen ausübt, nicht umgekehrt.

Mit diesem Buch möchte ich meinen Beitrag zum Kampf gegen eine Sucht leisten, die immer noch ein Tabuthema in unserer Gesellschaft ist, obwohl eben diese Gesellschaft sie zu einem großen Teil mitverschuldet. Jugendliche werden heutzutage über die Gefahren von Drogen, Aids und Krebs aufgeklärt, aber nur wenige scheinen sich der stetig wachsenden Zahl Betroffener der Essstörungen bewusst zu sein. Betroffene und Eltern stehen ratlos vor dem „Problem Essen".

Während Magersucht in fortgeschrittenem Stadium für die Außenwelt sichtbar ist, spielt sich Bulimie im Verborgenen ab wie ein Verbrechen. Nahrung ist dabei die legale Droge. Das nicht Gesellschaftstaugliche und Komplizierte daran ist, wie man sie unauffällig in großen Mengen zu sich nimmt und anschließend im Geheimen wieder los wird. Auf den ersten Blick bleibt die Krankheit so von der Außenwelt unerkannt.

Die Kombination von gezieltem, manipulativem Marketing, das Jugendlichen Erfolg durch Schlankheit verspricht, und den „normalen" Problemen, die das Erwachsenwerden mit sich bringen, führt nicht selten zur Flucht eines jungen Menschen in ein noch riesigeres, unüberschaubareres Chaos.

Bulimie bedeutet vor allem Widerspruch, Gegensatz: Essen – Erbrechen, voll – leer, Druck – Entspannung. Die Betroffenen leiden deswegen unter größten Schuldgefühlen. Die Krankheit spielt sich im Verborgenen ab, sie ist das kleine, schmutzige Geheimnis, das niemand wissen darf, für das man sich schämt, vor dem man sich ekelt, wie man sich auch vor sich selbst ekelt.

Eine Essstörung ist immer ein Aufschrei der Seele, ausgedrückt über den Körper, ein stummer Protest gegen die Unerträglichkeit der

Lebenssituation, der unveränderlichen, übermächtigen Umstände, in denen man sich gefangen fühlt, wie in seinem eigenen Körper, gepaart mit dem Gefühl der Unfähigkeit das zu schaffen, was scheinbar alle anderen nahezu problemlos meistern: einfach zu leben! Wer intelligent, erfolgreich, witzig, charmant und vor allem schlank, also schön ist, wird geliebt, bekommt Aufmerksamkeit und ist wertvoll. Man will doch nur perfekt sein, so wie die, an denen wir uns orientieren sollen: Supermamis mit Spitzenjobs, Topfigur und Freizeitspaß, Spitzenmanager, die neben ihrer internationalen Karriere auch noch liebevolle Familienväter und in ihrer Freizeit sportlich und sozial aktiv sind, Jugendliche, die dazusätzlich zu tollen Noten einen großen Freundeskreis haben und dabei auch noch Klassensprecher, liebevolle Geschwister und gut erzogene Kinder sind. Passivität ist Faulheit, ist keine Leistung, ist Verlierer, ist Versager.

Die Symptome der Bulimie können in verschiedenen Lebensphasen erstmals auftreten, auch wenn sich die Krankheit schon Jahre vorher anbahnt. Es gibt unterschiedlichste Theorien und ich möchte auch hier nicht verallgemeinern oder kategorisieren, so wie ich selbst auf dem Weg aus der Sucht nicht in Schubladen gesteckt werden wollte. Jede/r Betroffene hat seine/ihre eigene, ganz persönliche Geschichte, die nicht mit einer anderen vergleichbar ist. Allein die Symptome ähneln einander stark und ein Einblick kann Außenstehenden, aber auch Gefährdeten und Betroffenen dabei helfen den Zeichen gegenüber aufmerksamer, gleichsam sensibilisiert, zu werden.

Besonders in einer Lebensphase, in der man versucht herauszufinden, was „normal", welcher Weg der Richtige, wer man selbst überhaupt ist, werden Jugendliche häufig mit ihren Gedanken, Ängsten und Unsicherheiten allein gelassen und entwickeln ihre eigenen Strukturen, Muster, die ihnen Halt und das Gefühl von Kontrolle im Chaos geben, das sie umgibt. Denken sie nicht, ihr Kind könnte nicht betroffen sein, glaube nicht, deine beste Freundin würde es dir schon sagen, wenn sie ein Problem hätte. Es bedarf keiner extremen sozialen Ausgangsbasis, nicht einmal eines traumatischen Erlebnisses, das dazu führt, dass sich diese Sucht entwickeln kann. Es ist eine schwer zu verarbeitende Überraschung für die Angehörigen und Freunde, wenn der Körper eines/r Essgestörten nach Jahren schlechtester Behandlung irgendwann aufgibt, die Nieren versagen, Magengeschwüre aufbrechen, das Verdauungssystem ruiniert ist, Herzprobleme auftauchen und sich der/die Betroffene in einer Klinik wiederfindet. Niemand hat damit gerechnet, niemand weiß, wie man damit umgehen soll und man stellt sich selbst die Schuldfrage. Doch um Schuld geht es mir hier nicht. Es geht um Aufmerksamkeit, um das Wahrnehmen der Menschen, die einen unmittelbar umgeben und die man liebt.

Ich habe nach Ursachen und Antworten auf Fragen zur Bulimie in meinen alten Tagebuchaufzeichnungen gesucht. Hätte ich sie damals mit jenem Verständnis geschrieben, mit dem ich sie heute lese, wäre vielleicht manches anders verlaufen. Wahrscheinlich kann man das Leben wirklich erst rückblickend verstehen; leben muss man es allerdings immer vorwärts.

Es ist nicht einfach für mich meine intimsten Gedanken mit Fremden zu teilen, aber ich will einerseits einen Erfahrungsbericht und andererseits Hintergrundinformationen liefern, um einen umfassenden Eindruck über das Thema Bulimie zu vermitteln.

Lesen sie, verstehen sie, erkennen sie und vor allem schauen sie bitte hin! Dann sind die wichtigsten Schritte getan.

Vielen Dank!

Sigrid Tschiedl

Sich selbst seiner bewusst werden!

Der Aufschrei der Seele (Bulimia nervosa) ist eine ernsthafte SUCHT-Erkrankung. Die Autorin beschreibt in einem Tagebuch Ursachen und Auswirkungen sehr deutlich.
Eine verkehrte Welt: „In unserer Gesellschaft gelten Menschen, die Fressen und Kotzen als wenig behandlungsbedürftig – mit der Begründung, dass man ja damit einfach aufhören kann."
Ich kenne die Gegenseite: Menschen, die unter Bulimia nervosa leiden benötigen Hilfe und dieses Tagebuch kann auch helfen. Diese Sucht ist keineswegs zu verharmlosen mit der Ansicht, dass Ess-Brechsüchtige „halt etwas zu viel des Guten" genießen. **Wie jede Sucht, kann auch diese Sucht die Hölle sein.**
Da es so gut wie nie vorkommt, dass Ess-Gestörte von sich aus Hilfe suchen, allein schon aus Scham, fällt ihr Verhalten erst auf, wenn es finanzielle, soziale, rechtliche Konsequenzen hat. Wenn sie sich verschulden wegen hoher Lebensmittelrechnungen oder durch ständige Besuche in Lebensmittelgeschäften (Diebstahl), wenn sie Probleme im Bekanntenkreis und in der Partnerschaft oder mit der Justiz bekommen. Bulimia nervosa ist wie jede andere Sucht, etwa die nach Alkohol, nicht heilbar. „Man kann in einer Therapie nur versuchen, dass Menschen lernen, anders mit ihrem Impuls umzugehen." Der erste Schritt in einer Therapie ist, dass der/die Süchtige die negativen Folgen seines/ihres Verhaltens begreift, dass er/sie erkennt, dass es selbst zerstörend ist, weil das Fressen und Kotzen immer mehr und ausufernder und letztlich quälender

wird. Oder dass seine Sucht lebensbedrohend wird. „Das Bedürfnis wird nie gestillt."

Darüber hinaus muss der Süchtige den Grund seiner Suchtentwicklung verstehen, das „Warum". Meist ist es, wie bei allen Süchten, die Suche nach Entspannung, nach Sich-wohl-Fühlen, nach Glück, Nähe, Geborgenheit. Mit viel Fressen und danach Kotzen ebenso wie mit viel Alkohol oder Drogen, versuchen Menschen, sich intensiv zu erleben. Ohne Suchtmittel und aus sich heraus schaffen sie es nicht. Hintergrund, warum sich für einen Menschen alles um Essen dreht, ist oft, dass er unter extremen Lebensumständen aufgewachsen ist, dass in seiner Kindheit Verwahrlosung, Angst und Gewalt oder Überforderung das Familienleben prägten. Deutlichen Hinweis liefert eine Untersuchung, bei der festgestellt wurde, „dass mehr als 30 % der Süchtigen in ihrer Kindheit und Jugend sexuell missbraucht worden sind."

Einfach „mal dem Alltag entfliehen", gute Gefühle erzeugen, schlechte abschalten: Der hastige Griff zum künstlichen Glücksbringer ist nicht selten der Einstieg in eine Abhängigkeit = Sucht. Die psychische und auch körperliche Sucht löst eine Wahrnehmungsstörung aus und bestimmt den Gedanken, ohne das Suchtmittel nicht mehr leben zu können. Der Wunsch, glücklich zu sein und Lust zu empfinden, gehört zu den Grundbedürfnissen des Menschen. Unbewusst ist jeder Mensch auf der Suche nach etwas, dass das Leben schöner macht.

Um die Sucht zum Stillstand zu bringen ist es notwendig diese 5 Stufen zu erreichen, um sich seiner Selbst bewusst zu werden:

5. Stufe – Selbstverwirklichung

Dazu zählen: Individualität, Güte, Gerechtigkeit, Selbstlosigkeit (anderen etwas geben).

4. Stufe – Soziale Anerkennung

Dazu zählen: „Ich-Bedürfnisse" sammeln, wie Anerkennung, Geltung (Macht und Einfluss), Selbstachtung.

3. Stufe – Soziale Bedürfnisse

Dazu zählen: Kommunikation, Partnerschaft, Liebe, Freundschaft, Gruppenzugehörigkeit.

2. Stufe – Sicherheit

Dazu zählen abstrakt: materielle und berufliche Sicherheit, Lebenssicherheit, und konkret: ein Dach über dem Kopf, Versicherungen, Kündigungsschutz, ein Zaun, usw.

1. Stufe – Grundbedürfnisse

Dazu zählen: Trinken, Essen, Schlafen, Sexualität.

Wenn man dies erreicht, sollen nur diese Gedanken am Ende des Lesens des Buches sein: DU BIST EIN MENSCH!

Du glaubst, es gäbe zwei Welten,
aber es gibt nur eine, die einzige Welt,
die dir offen steht,
ist die Welt der Menschen und du hast
nicht die Wahl, sie zu verlassen!

Es wird sicherlich nützlich für jeden Betroffenen und Angehörigen sein diese Aufzeichnungen intensiv zu lesen und dadurch mehr Verständnis für die Krankheit zu bekommen und Hilfe anzunehmen.
Sucht ist nicht heilbar, jedoch zum Stillstand zu bringen – Hilfestellung anzunehmen statt abzuweisen bedeutet Stärke!
Gesund sein bei Essgestörten heißt daher Stärke zu zeigen!

Dr. Dieter Weber

klinisch-therapeutische psychologische Leitung
der Privatkrankenanstalt Kurheim Paracelsus Dr. Weber
Warmbaderstrasse 83
9500 Villach
www.kurheim-paracelsus.at

Allgemeine Informationen

0,5 bis 1,0% bzw. 1,0 bis 3,0% aller Mädchen und jungen Frauen leiden an Anorexia / Anorexie bzw. Bulimia nervosa / Bulimie. Das sind unter den 15 bis 29-Jährigen in Österreich etwa 7.400 Patientinnen mit Anorexie und mehr als 20.000 mit Bulimie. Die Dunkelziffer ist sehr hoch.

(Quelle: Österreichische Apothekerkammer www.apotheker.or.at)

Von der Bulimia nervosa sind überwiegend (zu 90 bis 95 %) Frauen betroffen. Die meisten sind normalgewichtig (= äußerlich unauffällig). Berufsgruppen, bei denen geringes Körpergewicht für das Ausüben des Berufs verlangt oder vorteilhaft sind (z.B. Fotomodell, Tänzer, Skispringer), sind für diese Krankheit besonders anfällig.
Eine genaue Einschätzung des Vorkommens der Bulimie bei Männern kann derzeit noch nicht erfolgen, da es zu wenige aussagekräftige Studien bzw. Statistiken zu diesem Thema gibt. Generell wird aber beobachtet, dass auch hier die Anzahl der Betroffenen stetig steigt. Allerdings haben Männer nach wie vor eine höhere Hemmschwelle über seelische Probleme zu sprechen und professionelle Hilfe anzunehmen. Den vorliegenden Forschungsergebnissen, die größtenteils aus den USA stammen, nach unterscheidet den männlichen Bulimiker in seinem Essverhalten und seiner Persönlichkeit wenig von der weiblichen Betroffenen.
Im Folgenden wird aus diesen Gründen die weibliche Form in der Beschreibung der Betroffenen verwendet. Hoffentlich können auch Männer nützliche Informationen und Anregungen in diesem Buch finden.

Definition „Bulimie“ / „Bulimia nervosa“

Bulimie leitet sich aus den griechischen Wörtern „bous“= Ochse/Stier und „limos“= Hunger ab und bedeutet daher „Stierhunger“, sinngemäß „Heißhunger“. Dieses Symptom stellt ein zentrales Erkennungsmerkmal der Erkrankung dar. „Nervosa“ bedeutet „seelisch bedingt“ und deutet auf die Ursachen der Essstörung hin. Gängige Definitionen in der Bevölkerung sind auch „Ess-/Brechsucht“ oder „Fress-/Kotzsucht“ (häufig von den Betroffenen selbst verwendeter Begriff, da er drastischer und somit zutreffender erscheint). Allerdings ist das selbst herbeigeführte Erbrechen nur eine von mehreren verwendeten Maßnahmen zur Gewichtskontrolle.

Bulimie ist nur eine Form unterschiedlicher bekannter Essstörungen, die oft nicht exakt voneinander abgrenzbar sind. Es gibt fließende Übergänge zu Magersucht /Anorexia nervosa und Esssucht ohne Erbrechen / Binge eating disorder.

Allen gemein ist, dass der Alltag der Betroffenen zwanghaft vom Thema Essen bestimmt ist.

Ursachen und Einstieg – *Erfahrungsbericht*

Dieses Tagebuch gehört ... Lilly (Elisabeth)

Montag, 10. September

Das neue Schuljahr hat begonnen und ich glaube damit auch eine neue Phase meines Lebens. Mit 15¾ wird wahrscheinlich alles schwieriger. Deshalb gibt es dich jetzt. Ich brauche nämlich vielleicht in nächster Zeit jemanden, dem ich meine Gedanken anvertrauen kann, wenn mir sonst niemand zuhört.

Also von Anfang an: Am ersten Schultag gab's schon Probleme. Da sitze ich zwei Jahre lang neben der Sandra und dann erklärt sie mir heute aus heiterem Himmel, dass sie nicht mehr meine beste Freundin sein will. Sie hat lieber mehrere gute Freundinnen, als eine Beste, mit der sie sich nicht versteht. Also setzt sie sich jetzt zur Natascha und zur Carina. Das war vielleicht ein Schock! Die Begründung war, dass ich angeblich im Juni vor den Ferien bei Patricks Party gesagt hab, dass sie immer so peinlich lacht, wenn sie flirten will. Ich kann mich erstens wirklich nicht mehr erinnern und zweitens mir gar nicht vorstellen so etwas gesagt zu haben und außerdem frage ich mich, warum sie mich nicht gleich darauf angesprochen hat. Ich wollte mich entschuldigen, aber Sandra hat gemeint dafür ist es jetzt zu spät. Außerdem versteht sie sich mit der Natascha sowieso viel besser, weil sie in den Ferien gemeinsam im Englischlerncamp waren.

Jetzt stehe ich also am Beginn der 6. Klasse Gymnasium ohne beste Freundin da. Mutti ist auch keine Hilfe. Ich wollte ihr die Geschichte erzählen und sie hat gemeint ich bin selber schuld, wenn ich die Leute immer so vor den Kopf stoße. Ich soll das nächste Mal mehr nachdenken, bevor ich irgendwas sage. Na super. Ich fühle mich sehr mies und allein.
Vielleicht sollte ich mir auch keine beste Freundin mehr suchen, da wird man ja doch nur enttäuscht. Mutti hat gesagt ich suche die Fehler immer nur bei den Anderen. Vielleicht kann ich gar keine gute Freundin sein?!
Zurzeit sitze ich also neben Karin. Die ist nicht gerade sehr beliebt, aber dafür hat sie gute Noten und man kann im Notfall von ihr abschreiben. Wir sind in diesem Schuljahr neu zusammengewürfelt worden. Die meisten kenne ich schon, zumindest vom Sehen, aber da gibt's schon Gruppen. Hoffentlich passe ich noch irgendwo dazu!

Mittwoch, 12. September

Die ersten Schultage sind recht kurz. Neben Karin sitzen ist okay, aber langweilig. Sonst verstehe ich mich mit Nicky sehr gut, aber das tut sowieso jeder. Sie ist wahnsinnig beliebt und wird vermutlich auch dieses Jahr wieder Klassensprecherin. Eine beste Freundin hat sie schon und die meiste Zeit ist sie beschäftigt. Aber zumindest ist sie nett zu mir und das kriegen alle mit. Mit Sandra rede ich momentan fast gar nicht, aber das scheint ihr egal zu sein.
Mein Stundenplan wird dieses Jahr wieder sehr voll. Ich möchte in die Theatergruppe (Freifach) – „Aber nur, wenn die Noten gut bleiben!" (Mutti) Dann ist da noch das Turnen im Verein, zwei mal in der Woche – „Bewegung ist gesund, das schadet dir gar nicht!" (Vati), Klavierstunde am Montag – „Wenn du aufhörst, wird es dir ewig leid tun" (beide), Tennisstunden – „Ich hab erst mit Mitte Zwanzig angefangen, das war natürlich viel zu spät" (Mutti) und das Reiten – „Wenn du dir das leisten kannst ... und ich darf dann wieder die stinkende Wäsche waschen ... und was da alles passieren kann ..." AAAHHHH ELTERN SIND SO MÜHSAM!!

Ich will mich nicht beschweren. Sie sagen immer, dass ich alles machen kann, wenn ich es auch durchziehe und meine Noten nicht schlechter werden. Sonst ist es rausgeschmissenes Geld. Ich glaube, sie haben Recht. Andere Kinder wären froh, wenn sie so viele Sachen machen dürften und das mit dem Lernen wird glaube ich kein Problem. Aber alles muss immer so genau eingeteilt werden. Naja, bis jetzt ist es ja noch nicht so schlimm.
Bernie macht gerade dauernd die Tür auf und zu und schneidet mir Grimassen. Kleine Brüder sind auch mühsam. Ich muss aufhören.

Donnerstag, 27. September

Morgen haben wir die erste Deutsch-Schularbeit. Das wird hoffentlich leicht. Da kann man eigentlich nichts lernen. Außerdem interessiert mich das momentan sowieso nicht, weil ich andere Sorgen habe. Der Reihe nach: Schräg gegenüber unserer Klasse ist die 7A und da ist ein total lieber Typ dabei, der in der Pause meistens mit seinen Freunden vor der Klasse steht.
Er heißt Max, schaut einfach so lieb aus und fesch ist der ...
Der Michi aus meiner Klasse spielt glaube ich mit ihm in einer Handballmannschaft. Und übernächste Woche gibt er eine Geburtstagsparty. Wie schaffe ich es nur, dass ich da eingeladen werde? Auf jeden Fall ist jetzt jeder Tag spannend und ich freue mich immer auf die Schule – besonders auf die Pausen. ☺

Montag, 01. Oktober

Mutti und Vati haben sich heute gestritten. Sie wollten mir natürlich nicht sagen, warum. Ich bin am Nachmittag mit dem Bus von der Schule nach Hause gekommen und da sind die beiden im Vorzimmer gestanden. Mutti hatte Tränen in den Augen und wollte gerade raus. Sie hat gesagt, sie will ein bisschen spazieren gehen. Es war eine unglaubliche Spannung in der Luft. Ich bin offensichtlich mitten rein geplatzt. Ich wollte natürlich wissen, was los ist. Die beste Ausrede von Mutti war:

„Ich hab momentan ein bisschen Stress. Das geht schon wieder vorbei. Mache dir keine Sorgen." Natürlich mache ich mir Sorgen. Vati hat gar nichts gesagt. Die glauben wohl, ich kriege nichts mit. Ich bin fast sechzehn! Niemand erklärt mir, worum es geht und dann muss ich mir wieder so viele Gedanken machen. Was, wenn es was Ernstes ist? Vielleicht lieben sie sich nicht mehr und wollen sich scheiden lassen. Oder wir haben Geldprobleme, oder jemand ist schwer krank und ich weiß es nicht. Ich hab noch mal versucht mit Vati zu sprechen, aber er hat nur gemeint: „Das verstehst du nicht, wir Erwachsenen haben halt auch so unsere Probleme, aber das betrifft dich nicht." Na toll! Und wie soll ich dann erwachsen werden, wenn mir niemand etwas über „Erwachsenenprobleme" beibringt?
Auf jeden Fall hat sich Mutti nach dem Spazierengehen bemüht, besonders fröhlich zu sein, aber das wirkte ziemlich aufgesetzt. Bernie hat nichts davon mitgekriegt. Gut, er ist erst elf und seine Computerspiele sind für ihn das Wichtigste. Der hat's leicht!

Familie

Bulimische Personen stammen meist aus Familien, die äußerlich intakt und heil wirken. Die Eltern sind pflichtbewusst und orientieren sich stark an den gängigen gesellschaftlichen Normen und Werten. Die Kinder wachsen also wohlbehütet in geordneten Verhältnissen auf und gelten als wohlgeraten. Die Schulleistungen sind üblicherweise sehr gut, mindestens aber durchschnittlich. Insgesamt sieht man von außen das Bild einer gutbürgerlichen und harmonischen Familie. Umso überraschender und erstaunlicher wird daher die Tatsache bewertet, wenn Bulimie bei der Tochter/dem Sohn diagnostiziert wird. Sieht man allerdings genauer hin, so kann man doch erkennen, dass vorherrschende Familienstrukturen in Umgang und Kommunikation miteinander, in Zusammenhang mit der Essstörung stehen.

Oft sind folgende Themen in der Familie die Bulimie beeinflussen:

- Starre Familiengesetze, die wenig individuelle Entfaltungsfreiheit bieten – strikte, unflexible Regeln, die keinerlei Rücksicht auf die Bedürfnisse des/der Einzelnen nehmen bestimmen das Familienleben;

traditionelle Werte sind vorherrschend, Regeln und Pflichten dürfen nicht hinterfragt werden.

- Unterdrückung von Bedürfnissen – Wünsche werden nicht offen artikuliert, die Kinder sind auf Vermutungen und Interpretationen angewiesen; eigene Bedürfnisse werden somit ignoriert oder nicht erkannt; Missverständnisse und unterdrückte Wünsche sind die Folge.
- Unter- bzw. Überschätzung des Kindes – das Kind darf einerseits keine dem Alter entsprechenden Entscheidungen selbst treffen, wird aber andererseits mit zu großer Verantwortung belastet (z.B. als Zuhörerin für Probleme der Eltern oder Vermittlerin zwischen Familienmitgliedern).
- Unterdrückung von Problemen und Vermeidung von Konflikten innerhalb der Familie.
- Leistung und Erfolg gelten als selbstverständlich und werden dementsprechend betont – auch Attraktivität gilt als Leistungsziel, dessen Erreichen gefördert wird. Gefühle hingegen werden oftmals als Schwäche gewertet (besonders Trauer, aber auch Wut oder Angst bringen einen nicht „weiter").
- Privatsphäre wird nicht berücksichtigt – das Eindringen in den persönlichen Bereich anderer Familienmitglieder ist selbstverständlich; die Palette reicht von Dauerkontrolle bis hin zu „Geheimnisverbot".
- Rollenbilder – besonders junge Frauen sind oft zerrissen zwischen den Erwartungen, die ihre Familie und sie selbst an ihre berufliche Karriere stellen und einem vorgelebten Bild von der Frau als liebevolle Hausfrau und Mutter. Alte Rollenbilder vermischen sich so mit neuen gesellschaftlichen Lebensansprüchen und führen zu immensem Druck alles schaffen zu wollen. Dazu kommen noch Probleme der Unter- bzw. Überforderung (siehe oben). So versucht die/der Heranwachsende möglichst viele verschiedene Rollenbilder abzudecken und in jeder Situation zu entsprechen. Somit hat er/sie Schwierigkeiten ein eigenes, individuelles Persönlichkeitsprofil zu entwickeln.

Es soll hier ganz klar gestellt werden, dass es nicht darum geht Schuldige für die Essstörung zu finden und sie zu verurteilen! Das Familienzusammenleben wird immer von mehreren Personen gestaltet, die abwechselnd agieren und dann wiederum reagieren. Es geht nicht um Täter und Opfer (mit Ausnahme sexuellem Kindesmissbrauch – das Kind ist hier immer das Opfer!). Vielmehr sollen Familienstrukturen aufgezeigt werden, die hoffentlich dabei helfen, Probleme sichtbar zu machen und zu positiven Veränderungen führen!

Donnerstag, 4. Oktober

Ich habe es geschafft! Ich bin auf Michis Party eingeladen! In der Pause hat er mit Nicky getratscht und ihr gesagt, dass noch zu wenig Mädels auf seiner Einladungsliste stehen. Sie soll doch ein paar Freundinnen mitbringen. Zufällig bin ich daneben gestanden und Nicky hat gemeint: Na, hast du Lust hinzukommen? Man kann sogar dort übernachten. Wow, das wird so cool. Und vielleicht ist Max ja auch dort! Jetzt muss ich nur mehr Vati überreden, dass er mich hingehen lässt. Leider ist am Montag Mathematik-Schularbeit und ich muss noch lernen. Ansonsten hat sich die Lage daheim wieder etwas entspannt. Ich versuche Mutti ein bisschen im Haushalt zu helfen, damit sie entlastet ist.

Sonntag, 7. Oktober

Ich glaube, ich werde nie cool. Ich fühle mich komisch. Es sind gestern so viele Sachen passiert, dass ich gar nicht weiß, wo ich anfangen soll, zu erzählen. Die Party hat um 18:00 angefangen und ich war leider eine der ersten dort. Sonst waren nur Michi, seine Schwester Claudia (17 J.) und Maria aus der Nebenklasse da. Die haben die ganze Zeit über Markenklamotten geredet und welche Lokale besonders cool sind – zum Fortgehen am Samstag. Markensachen findet Vati unnötig und zu teuer und fortgehen darf ich auch nicht richtig. Claudia hat gemeint, ich brauche dringend einen eigenen Stil und mein Babyspeck muss auch weg. In meinem Alter ist es höchste Zeit anzufangen was aus sich zu machen. Blöde Kuh. Ich bin halt ein bisserl runder und Mutti sagt, das Baucherl, das ich hab, ist ein hoher Magen, den hat Vati auch und den kriegt man nicht weg. Ich gebe schon zu, dass mir mein Bauch nicht gefällt. Ich hab kleine Speckreifen um die Taille und mein Hintern ist auch nicht

gerade der knackigste, aber was geht das die blöde Tussi an? Und warum redet sie so über mich, obwohl sie mich gar nicht kennt? Leider war ich nicht besonders schlagfertig. Im entscheidenden Moment fällt mir einfach nix Originelles ein. Ich hab gar nix gesagt – besonders cool ... Um 19:00 sind dann endlich Nicky, Melanie und Barbara gekommen und ich konnte mich ein bisserl abseilen. Michi hat Musik aufgelegt und eine halbe Stunde später waren auch die Burschen da. Ich hoffe, ich hab Max nicht zu offensichtlich angehimmelt. Wir haben eigentlich nur einmal kurz miteinander gesprochen und da ging es darum, wo das Klo ist – super Gespräch ... Ansonsten hab ich mich sehr gut unterhalten und ich hab versucht wenigstens in der Runde schlagfertig und witzig zu sein; ich glaube, das hat ganz gut geklappt. Vor allem mit den drei Mädels (Nicky, Melly und Barbara) verstehe ich mich recht gut (hab ihnen gegenüber auch angedeutet, dass mir Max ziemlich gefällt). Hoffentlich bleibt das so und ich werde ein Teil von der Gruppe.
Aber die peinlichste Aktion des Abends war, dass der Vati um 22:40 (!) plötzlich mitten im Partyraum steht, um mich abzuholen, oh Gott! Ich bin so stinksauer auf diesen ...! Seit der Heimfahrt hab ich nicht mehr mit ihm geredet. Er hat gemeint, in meinem Alter brauche ich überhaupt noch nicht so lange auf Parties gehen, wenn er schon so nett ist mich abzuholen, dann muss ich mich eben an seinen Zeitplan halten, es ist ihm egal, wie andere Eltern das machen und bla, bla, bla ... Alle werden glauben, ich bin noch ein Kleinkind. Wie soll ich morgen in die Schule gehen?
Tja, also verkrieche ich mich heute in meinem Zimmer und komme nur raus, wenn es unbedingt nötig ist! Außerdem muss ich Mathe lernen.

Montag, 8. Oktober

Die Meldung des Tages: Ich stehe vor der Klasse, Max kommt vorbei und sagt: „Hi Lilly!“ Er hat mich also bemerkt und er weiß sogar, wie ich heiße – juhuuuuuu! Ich könnte hüpfen und schreien vor Freude! Seitdem renne ich den ganzen Tag mit einem Deppengrinser durch die Gegend und bin äußerst gut aufgelegt. So, jetzt noch zur Klavierstunde, dann zum Training und Hausaufgaben machen. Kein Problem, bei der Energie, die ich jetzt habe! ☺ Mit Vati rede ich noch immer nur das Nötigste, aber vielleicht war die Aktion eh nicht so schlimm, zumindest hat mich noch niemand drauf angesprochen.

Dienstag, 16. Oktober

In den letzten Tagen ist nicht sehr viel passiert. Max und ich grüßen uns jetzt immer, wenn wir uns am Gang treffen. Mal sehen, was daraus noch wird ... ☺
In der Schule und drum herum wird alles schwieriger. Ich hab jetzt immer mehr Schularbeiten, am Wochenende Tennisturnier oder Turnwettkampf und in der Theatergruppe fangen wir an, ein Stück vorzubereiten. Ich weiß noch nicht, welche Rolle ich spiele.
Wenigstens schaut es momentan so aus, als ob mich die Leute in der Klasse einigermaßen akzeptieren. Ich mache bei allen Scherzen mit und auch sonst versuche ich immer schlagfertig und witzig zu sein. Meine Noten sind ganz gut, aber ich hänge es nicht an die große Glocke, damit niemand glaubt, ich bin eine Streberin.

Montag, 22. Oktober

Heute ist etwas Seltsames passiert. Ich bin nach der großen Pause in die Klasse zurückgekommen. Nicky und Barbara sind zusammen beim Fenster gestanden und haben gequatscht. Als ich dazu gekommen bin, haben sie sofort aufgehört zu reden. Irgendwas stimmt da nicht, aber ich weiß nicht, was. Mutti ist für solche Angelegenheiten auch nicht die richtige Ansprechpartnerin. Sie nimmt mich nicht wirklich ernst. Sie glaubt, ich begeistere mich zu schnell für irgendwelche Leute, die mich dann doch nur enttäuschen, so wie Sandra. Vielleicht sollte ich die Dinge wirklich vorsichtiger angehen.

Donnerstag, 25. Oktober

Ich fühle mich so beschissen! In den letzten Tagen haben mich Nicky, Barbara und Melly geschnitten und jetzt gibt es überhaupt niemanden mehr, mit dem ich reden kann. Und seit heute weiß ich auch, warum das so ist: Angefangen hat alles damit, dass ich offensichtlich zu Melly etwas Falsches gesagt hab. Wir haben über die letzte Englisch-Schularbeit geredet und sie hat gemeint „Ich krieg sicher einen Fünfer", obwohl sie immer nur Einser und Zweier hat. Noch dazu hat sie das neben Sonja gesagt, die in Englisch immer knapp am Durchfallen ist. Ich hab gesagt, ich finde das lächerlich und außerdem nicht fair gegenüber denen, die wirklich schlecht sind. Was will sie damit erreichen? Dass alle sagen „Nein, du bist eh so toll, das wird schon?" Und plötzlich war es wie in einem schlechten Film – und ich mittendrin. Barbara, Nicky und Sandra kamen dazu und haben behauptet, ich würde auf den Gefühlen anderer Leute herumtrampeln und mich über ihre Komplexe lustig machen, dass ich glauben würde, ich wäre wohl was Besseres oder so! Oh, es war so arg! Alle drei haben dann gesagt, wenn ich meine Zunge nicht im Zaum halten kann, dann werde ich später große Schwierigkeiten kriegen. Ich müsse wissen, was ich sagen und was ich mir nur denken darf. Ich hab mich überhaupt nicht ausgekannt! Das Ärgste war nur, dass die Sandra dann gesagt hat, dass die ganze Klasse so denkt! Und sie könnten sich ja in Zukunft auch über mich lustig machen, so uncool, wie ich bin. Ich will mich doch über niemandes Komplexe lustig machen! Was ist nur los? Über diese Dinge hab ich doch auch schon mit Barbara gesprochen und sie hat gemeint, sie findet das auch blöd von Melly, aber sie hat es dann nicht zugegeben und als ich sie darauf angesprochen habe auch noch geleugnet, dass sie so was jemals gesagt hätte! Scheiß verlogene Bande!

Irgendwann bin ich dann rausgerannt, aufs Klo. Dort hab ich dann zehn Minuten nur geheult – Scheiß Selbstmitleid. Wahrscheinlich muss ich wirklich genauer aufpassen, was ich sage. Aber ich kann doch nicht lügen. Als ich zurück in die Klasse gekommen bin, haben alle über mich getuschelt. Dann hab ich mit Karin geredet, weil ich ja keine „beste

Freundin" hab und dabei noch erfahren, dass Melly seit einiger Zeit auch auf Max steht. Das wusste ich doch nicht. Bin ich wirklich so unsensibel? Von meiner Familie hat natürlich niemand mitgekriegt, wie's mir geht. Mutti schaut nur auf die Noten.
Ich hab Kopfweh und kann mich nicht konzentrieren. Ich verkrieche mich jetzt in mein Bett. Gott sei Dank ist morgen keine Schule und ich muss niemanden von den Idioten sehen, aber was mach ich am Montag?

Samstag, 28. Oktober

Besuch bei irgendwelchen Verwandten in Wien. Da war ein Klavier und Mutti meinte: „Spiel uns doch was vor." Ich wollte nicht. Das ist mir unangenehm. Daraufhin war sie eingeschnappt und hat gemeint, dass es doch wirklich das Mindeste wäre, was ich für sie tun kann – vor allen Leuten. Also hab ich gespielt. Alle haben nachher brav geklatscht und Mutti war wieder stolz auf mich. Überhaupt sagen meine Eltern immer in fremder Gesellschaft, dass sie so stolz sind, auf mich (meistens, wenn sie glauben, ich höre es nicht). Warum sagen sie es nie zu mir? Wenn ich gute Noten heimbringe, heißt es immer „ So ist es recht, das nächste Mal genau so." Es wird schon erwartet, dass ich immer meine Leistung bringe. Aber wenn sie gut ist, dann geht es sofort um das nächste Ziel, das es zu erreichen gilt. Vati meint, man darf sich auf seinem Erfolg nicht ausruhen und damit herumprahlen. Man soll immer bescheiden sein und sich an den Besseren orientieren. Aber gibt es nicht immer jemanden, der besser ist? Okay, ich mag es auch nicht, wenn jemand angibt, aber darf man sich über Erfolg freuen und wenn ja wann und in welcher Form? In letzter Zeit tauchen oft solche Fragen in mir auf. Sie drehen ihre Kreise in meinem Gehirn, aber ich finde keine Antworten darauf. Wen soll ich fragen? Ich habe mal versucht mit den Eltern darüber zu reden, aber die haben nur gemeint, ich soll mir nicht so viele Gedanken machen – na toll, als ob man sich das aussuchen könnte ... Die passende Freundin für solche Gespräche hab ich auch noch nicht gefunden – und es ist auch keine in Sicht.

Montag, 29. Oktober

Ich fühle mich sehr schlapp und hab erhöhte Temperatur. Mutti meint, das ist nur der Schnupfen und wenn ich mich am Nachmittag ein bisserl hinlege bin ich morgen wieder fit. Ich muss mich zusammenreißen und darf mich nicht gehen lassen. Hoffentlich versäume ich in der Schule nicht so viel, sonst muss ich alles nachlernen.
Wenigstens habe ich keinen Hunger, ich hab in der letzten Zeit ein bisserl zugenommen und Mutti sagt, wenn ich ein paar Kilo abnehmen will, kann ich ab Donnerstag bei ihrer Diät mitmachen, dann macht es ihr auch mehr Spaß, als allein. Vielleicht wäre das eh nicht so schlecht. Mal sehen. Im Fernsehen läuft nur Mist und zum Lesen hab ich zu viel Kopfweh.

Mittwoch, 31. Oktober

Tja, kaum verpasst man einen Schultag, hat sich schon alles geändert. Nachdem ich gestern noch ein bisschen Fieber hatte, musste ich nicht zur Schule gehen. Vom Unterricht hab ich nicht viel versäumt, aber der morgendliche Schock heute war gewaltig. Melly und Max Hand in Hand mit effektvoller Abschiedsknutschszene vor unserer Klasse. Die sind jetzt also offiziell zusammen. Am Wochenende war offensichtlich eine Party, zu der ich nicht eingeladen war (kein Wunder, beliebt wie ich bin) und da ist es passiert. Melly und Max – was für eine kitschige Namenskombination ... würg! Und Melly posaunt jetzt in der ganzen Klasse herum wie glücklich sie ist. Ich komme mir so dumm vor! Ich meine, hab ich wirklich geglaubt, ich hätte eine Chance bei Max? Melly ist hübsch, beliebt und überall mit dabei. Ich bin also auf dem besten Weg, nicht nur keine Freundinnen zu finden, sondern wahrscheinlich niemals einen Freund. Ich komme mir vor, als hätte ich Steine im Bauch.
Ein weiterer Versuch mit Mutti darüber zu reden ist gescheitert. „Du wirst schon jemanden finden, der zu dir passt. Du bist ja noch so jung! Es gibt Schlimmeres." oder „Andere Mütter haben auch schöne Söhne. So was brauchst du doch gar nicht." Warum glauben Erwachsene, dass Phrasen irgendjemanden weiterbringen? **Ich hab das Gefühl, dass mich**

nicht nur niemand versteht, sondern auch niemand ernst nimmt. Als könnte man mit einer Tafel Schokolade alles wieder gut machen. Ich bin doch kein kleines Kind mehr. Aber wenn Erwachsene so oberflächlich sind, möchte ich auch nicht erwachsen werden. Morgen beginnt die Diät.

Donnerstag, 1. November

½ Grapefruit zum Frühstück, mittags 2 gekochte Eier mit Blattspinat, 1 Apfel und abends 1 Stk. Vollkornbrot mit Magerschinken. Der erste Tag ist geschafft – Ausgangsgewicht 62 kg. Ich hab sowieso keinen Hunger, weil mir schlecht wird, wenn ich das „glückliche Paar" durch die Schule spazieren sehe ... Das Wetter passt zu meiner Stimmung – ich möchte mich am liebsten unter der Decke verkriechen.

Diäten gelten im Essstörungsbereich als „Einstiegsdroge". Durch sie wird das natürliche „Hunger-Satt-Empfinden" absichtlich verschoben. So werden Körpersignale bewusst ignoriert, anstatt auf das „Bauchgefühl" zu achten. Besonders für junge Menschen ist es jedoch wichtig nicht gegen sondern mit dem Körper zu arbeiten, auf seine Bedürfnisse zu achten und ihn zu respektieren. Bewusstsein für diese Signale zu entwickeln und sich positiv mit ihnen auseinanderzusetzen ist ein wichtiger Schlüssel zum Wohlbefinden. Es finden sich viele negative körperliche Auswirkungen von Diäten, die besonders in Zusammenhang mit Essstörungen vermehrt zu beobachten sind (siehe Info „Körperliche Folgeschäden").

Wenn durch das Diäthalten das Gewicht bereits bis zur Unterernährung reduziert ist, hat dies schwerwiegende bis hin zu lebensbedrohliche Auswirkungen auf den Organismus. Durch starke Gewichtsreduktion verringert sich die Herzmuskelmasse. Durch den daraus resultierenden niedrigen Blutdruck steigt die Gefahr von Herzversagen (bereits in jungen Jahren). Bei Frauen kommt es zu Unregelmäßigkeiten und Ausbleiben der Menstruationsblutung bis hin zu Unfruchtbarkeit.

Diäten sollten in jedem Fall vermieden werden! Stattdessen sollen Ausgewogenheit und Abwechslung sowie soziale und geistige Nahrung auf dem Speiseplan stehen.

Montag, 5. November

Ich hab Hunger! Heute stand nur wenig auf dem Speiseplan. Aber ich hab schon fast 2 Kilo abgenommen. Mein Geburtstag rückt immer näher und ich hab die Eltern gefragt, ob ich eine Party machen darf. Die Bedingungen sind folgende:

1. Ich darf nicht mehr als 15 Leute einladen.
2. Sie darf nicht länger als bis 00:00 dauern.
3. Sie sind zwar abends unterwegs, aber ab ca. 22:30 wieder zuhause.
4. Niemand darf bei mir übernachten.
5. Kein Alkohol.
6. Ich muss mich um die Vorbereitungen und das Aufräumen danach selbst kümmern.

Juhuuu! Ich darf ein Kindergeburtstagsfest veranstalten, am Besten mit lustigen Partyhütchen und Topfschlagen, na toll! Ich werde wohl kaum mehr als 10 Leute dazu bewegen können zu dieser „außergewöhnlichen" Feier zu kommen. Ich hab ja nichts zu bieten.
Gott sei Dank haben meine Eltern großes Vertrauen in die Vernunft ihrer Tochter.
Hauptsache, sie können mich ständig kontrollieren. Meine Noten, meine Freizeitaktivitäten, meine Freunde ... dann wird über meinen Kopf hinweg entschieden.
„Ob das Kind wohl schon soweit ist, Brigitte?" „Nein, Walter, ich glaube nicht. Sie weiß doch noch nicht, was gut ist für sie. Irgendwann wird sie uns dafür dankbar sein, dass wir ihr nicht alles erlaubt haben."
Da höre ich sie hinter meinem Rücken so reden und frage mich auch noch, ob sie vielleicht sogar Recht haben. In letzter Zeit beginne ich überhaupt sehr stark an mir zu zweifeln. Wenn mir meine Eltern nicht vertrauen, mich meine Mitschüler nicht mögen und ich für Burschen völlig uninteressant bin, liegt das vermutlich wirklich an mir. Ich kann doch nicht meine gesamte Zeit damit verschwenden anderen dafür die Schuld zu geben.
Was für eine ernüchternde Erkenntnis. Darüber muss ich erst mal nachdenken.

Donnerstag, 8. November

Viel zu tun. Schule, Turnen, Klavier üben, Theatergruppe, Diät ...
Lernen, üben, trainieren, essen, nicht essen, schlafen – von einem Tag zum nächsten und wieder von vorne ...
Keine Zeit zum Nachdenken!

Montag, 12. November

Heute hatte ich vermutlich das peinlichste und unangenehmste Erlebnis meines ach so jungen Lebens. Ich kann mir das überhaupt nicht erklären. Ich sitze in der Mathematikstunde und Frau Professor Lechner fragt mich nach der Lösung des ersten Beispiels der Hausaufgabe. Was danach passiert ist, kann ich mir selbst nicht erklären. Eigentlich wusste ich die Antwort, aber plötzlich hatte ich das Gefühl mir rinnt die Nase. Und dann ging alles ziemlich schnell. Alles ist vor meinen Augen verschwommen und ich konnte die Tränen nicht aufhalten. Ich hab vor der ganzen Klasse zu weinen begonnen und ich hab keine Ahnung warum. Jemand hat mir ein Taschentuch zugesteckt, es war mucksmäuschenstill im ganzen Raum. Dann wurde getuschelt und die Lehrerin hat mich gefragt, was ich habe, da bin ich einfach rausgerannt aufs Klo. Ich dachte, das geht gleich vorbei, aber ich konnte nicht aufhören zu weinen. Die Tränen sind einfach geflossen, solange, bis keine mehr da waren. Ich wusste gar nicht, dass man sogar ohne Tränen weinen kann. Es ist mehr so ein unkontrolliertes Schluchzen, verbunden mit seltsamen „Hickgeräuschen". Wie gesagt, ich kann es nicht gut erklären. Ich hab keine Ahnung, wie lange ich da am Klo gehockt bin und keinen klaren Gedanken fassen konnte. Wie sollte ich in die Klasse zurückgehen? Irgendwann stand Melly vor der Tür – ausgerechnet Melly – und hat gefragt „Was ist denn los mit dir Lilly? Kann ich dir helfen?" Was sollte denn das für eine Anwandlung von Freundlichkeit sein? Haben Melly, Nicky und Barbara darum geknobelt, wer herausfinden darf, was sich für eine spannende Klatschgeschichte hinter der Heulaktion der uninteressanten Lilly verbirgt? Was hätte ich sagen sollen? Ich hab dann was davon gefaselt, dass es mir halt momentan nicht so gut geht

(Kopfweh ...) und ich lieber nach Hause möchte. Frau Prof. Lechner hat mich Mutti anrufen lassen und die hat mich dann abgeholt. Natürlich wollte sie wissen, was mit mir los ist. Ich hab ihr die Kopfwehgeschichte erzählt und was von Stress in der Schule. Sie hat gemeint, es wird wohl eine Kombination aus Wetter und Hormonen sein. Das ist in meinem Alter durchaus normal. Ich soll mich eine Stunde hinlegen und am Abend zum Training gehen, das wird mir gut tun. Wenn ich ein Problem habe, kann ich natürlich immer zu ihr oder Vati kommen. Genau das werde ich sicher nicht tun. Ich bin doch sowieso nur ein hormongesteuerter Teenager, wenn ich die Erklärung richtig verstanden hab, oder? Meine Probleme sind in Wahrheit gar keine, sondern nur vorrübergehende Verwirrungen meiner Körperfunktionen. Na dann ist ja alles in Ordnung, oder?
Was wird wohl die Gänsetratschtruppe in der Schule von dieser Aktion denken? Ob Melly das mit dem Kopfweh geglaubt hat? Hoffentlich glaubt sie nicht, es ist weil sie heute ganz stolz den billigen Silberring vorgeführt hat, den sie von Max geschenkt bekommen hat ... zum halbmonatigen Jubiläum – lächerlich so was.
Ich bin müde, fühle mich kraftlos. Heute hab ich aus lauter Frust eine ganze Tafel Vollnussschokolade verdrückt. Jetzt komme ich mir noch mehr wie ein Versager vor. Nicht mal so eine blöde Diät halte ich zwei Wochen durch. Mutti hat es nicht mitgekriegt. Eh besser so ...
Ich muss mich wieder zusammenreißen.

Dienstag, 13. November

Ich kann es kaum glauben. Heute waren plötzlich alle in der Schule nett zu mir und haben gefragt, wie es mir geht. Die glauben wohl, ich trage ein dunkles Geheimnis mit mir herum und ich kann nicht drüber reden. Na super, jetzt bin ich die, die von der Klasse bemitleidet wird. Wenigstens fragt mich Karin nicht aus. Melly und Nicky haben gemeint, wenn ich jemanden zum Reden brauche, kann ich zu ihnen kommen, aber die wollen doch nicht wirklich wissen, wie es mir geht, sondern nur etwas haben, worüber sie tratschen können.

Allerdings ist es schon verlockend, sich jemandem anzuvertrauen. Sie haben bemerkt, dass ich abgenommen habe (3,5 Kilo) und finden, das passt mir ausgezeichnet. Sie wollen mir offensichtlich nur schmeicheln, aber es ist schön, bemerkt zu werden, das muss ich zugeben. Sogar Max hat mich am Gang angesprochen und mich gefragt, wie's mir geht. Vielleicht können wir Freunde werden.
Es könnte sein, dass es nach diesem Tief nun endlich wieder ein bisschen bergauf geht mit mir. Heute hat nach vielen Regentagen endlich wieder einmal die Sonne geschienen (wie symbolisch).

Sonntag, 18. November

Heute ist mein Geburtstag. Ich hab es in den letzten Tagen in der Schule ein bisschen angekündigt (nicht zu offensichtlich) und seit dieser Heulgeschichte hat sich meine Position in der Klasse ein bisschen verändert. Ich hab mich sogar getraut und gestern eine kleine Party gegeben. Die Vorgaben meiner Eltern hatten sich zwar nicht verändert, aber meine Mitschüler glauben jetzt, dass ich es zu Hause immens schwer hab und deshalb waren sie alle sehr nett, als ich gesagt hab, dass es nur bis 00:00 dauern darf usw. Es ist erstaunlich, was alles in diesen Weinkrampf reininterpretiert wird. Naja, es stimmt schon, ich hab Druck zuhause, aber Mutti und Vati sind keine Monster. Ich hab ja auch nicht aktiv gelogen, ich meine ich hab keine Horrorszenarien entworfen oder die Dinge falsch dargestellt. Aber manchmal erzeugt offensichtlich ein „Ich will nicht darüber reden" oder ein gesenkter Blick eine gewisse Vorstellung im Gegenüber, verbunden mit interessanten Effekten. Jedenfalls sind die Mädels jetzt netter zu mir und halten mich für tapfer (was für ein blödes Wort), weil ich die Situation daheim so gut aushalte. Die Theatergruppe bringt was, hihi.
Ach ja, die Party. Da waren also Nicky, Melly, Barbara, Karin, Ines, Michi, Mario, Lukas (aus der Klasse), Steffie, Katja, Thomas, Philipp (aus der Theatergruppe) Max, und Andi (Freund von Max). Sandra hab ich nicht eingeladen. Die ist ja sowieso meistens mit Natascha unterwegs. Natascha macht aber manchmal den Eindruck, als wär ihr Sandra schon

ein bisschen lästig. Tja, Pech gehabt. Bei mir braucht sie nicht mehr angekrochen kommen.
Wo war ich, ach ja, die Party. Natürlich haben die Burschen einige Sixpacks Bier und verschiedene Mixgetränke in Petflaschen reingeschmuggelt, aber auf meine Bitte hin haben sie aufgepasst, dass meine Eltern das nicht mitkriegen und tatsächlich ihren ganzen Mist wieder mitgenommen, damit niemand was merkt. Zwei, drei Mal wurde was verschüttet, aber das hab ich gleich weggeputzt. Sonst haben wir Musik gehört, uns unterhalten und ein bisschen getanzt. Jetzt zu den spannenderen Geschichten. Andi ist mir natürlich sofort aufgefallen. Er ist lässig, attraktiv und außerdem noch nett, witzig und intelligent. Wir haben uns sehr gut unterhalten und ein bisschen getanzt. Dass er schon zwei Jahre älter ist als wir merkt man. Dieses Jahr macht er Matura. Er macht sich schon Gedanken über die Zukunft, Studium, Beruf und so weiter. Er hat angedeutet, dass wir mal was gemeinsam unternehmen könnten. Ich hoffe, das hab ich nicht falsch verstanden. Naja, immerhin hat er mich nach meiner Telefonnummer gefragt (er geht nicht in unsere Schule). Bin ich etwa schon wieder auf dem besten Weg mich zu verlieben? Aufregend ist die ganze Sache auf jeden Fall!
Von allen hab ich tolle Komplimente bekommen, weil ich abgenommen habe. Die Mädels haben mich in ihre Gespräche mit einbezogen und mich über Andi ausgefragt. Ich bin offensichtlich nicht mehr so uninteressant.
Noch eine tolle Neuigkeit: Ich darf den Mopedführerschein machen, zwar erst im Frühling, aber immerhin! Das bedeutet – endlich unabhängig! Keine nerviger Vater, der mich zu früh abholt, keine Veranstaltungen, an denen ich nicht teilnehmen kann, weil mich niemand hinfährt. Das Leben ist super!

Sonntag, 25. November

Die Diät ist vorbei und ich fühle mich gut. Ich darf wieder essen was ich will und nachdem ich sowieso viel Sport mache, wird sich das Gewicht schon halten lassen – 57 kg. Ich hab 5 Kilo abgenommen! Der Diätplan

hat zwar 8 Kilo in 14 Tagen versprochen, aber was soll es. Ein paar kleine Speckröllchen gibt es schon noch um den Bauch, aber vielleicht kriege ich die noch weg.
Am Freitag treffe ich mich mit Andi! Gestern ist mir Max über den Weg gelaufen und hat gemeint, ob wir nicht mal zu viert was unternehmen wollen. Das heißt es wird eine Pärchenpartie – Max und Melly, Andi und ich. Ich weiß nicht ob das lustig wird, aber die Chance muss ich auf jeden Fall ergreifen.

Donnerstag, 29. November

In meinem Kopf geht's drunter und drüber. Ich kann mich nicht auf den Stoff für den morgigen Biologie-Test konzentrieren, also schreibe ich auf, was mich beschäftigt.

1. Morgen ist der Kinoabend und ich bin jetzt schon sehr nervös. Ich hab mir schon hundert verschiedene Szenarios überlegt, wie das so ablaufen könnte, was ich dann mache, sage, denke. Das ist doch völlig überflüssig. So etwas kann man doch nicht planen. Ich bin viel zu unerfahren was Rendezvous' betrifft. Was Beziehungen angeht, kann ich sowieso nicht mitreden und Sex hatte ich auch noch nie. Ich glaube ich bin eine der letzten in der Klasse, die so wenig Ahnung hat. Gott sei Dank ist das offensichtlich noch niemandem aufgefallen.

2. Mich hat heute wieder so eine komische Denkerphase überrascht. Ich muss übers Erwachsenwerden nachdenken. Wir haben mit der Schule einen Ausflug ins Berufsinformationszentrum gemacht und da gab's so Tests – „Welcher Beruf passt zu dir". Die Fragen waren ziemlich durchschaubar und man konnte so auf bestimmte Berufsfelder hinarbeiten. Aber das ist natürlich nicht Sinn und Zweck solcher Tests. Am Ende hält man eine graphische Auswertung in der Hand, auf der man in verschiedenen Koordinatensystemen sehen kann, in welchen Betätigungsfeldern man seine Interessensschwerpunkte hat und welche Berufe dazu passen. Leider sind meine Interessen offenbar so vielseitig

gestreut, dass sich meine Kurven fast gleichen. Das heißt, ich könnte Anwältin oder Schauspielerin, Restauratorin oder Kindergartentante werden. Na toll, jetzt bin ich genauso weit wie vorher. Meine Eltern haben sich von allen Ergebnissen natürlich sofort auf die Anwältin gestürzt und schon mein gesamtes Studium durchgeplant. Aber ich weiß nicht, ob ich das will. Langfristig gesehen, meint Vati, ist das ein krisensicheres Betätigungsfeld, wo man in verschiedensten Bereichen Arbeit finden kann und gesellschaftliches Ansehen genießt. So gesehen hat er natürlich Recht. Aber ich weiß nicht, ob mich das wirklich interessiert. In der Schule haben wir gelernt, dass unser Pensionssystem bald nicht mehr funktionieren wird und die Jugend kaum Aussicht auf tolle Jobs hat. Das sind ja schöne Zukunftsvisionen. Aber eigentlich will ich jetzt über solche Dinge noch gar nicht nachdenken. Fernsehen lenkt ab, aber da kriege ich immer Lust auf was zu essen. Ich hab ohnehin schon wieder zugenommen. Mist, ich muss aufpassen.

Freitag, 30. November

Bin gerade vom Kino heimgekommen und muss den Abend Revue passieren lassen, sonst kann ich sicher nicht schlafen, weil's so aufregend war! Es war fantastisch!

Also der Reihe nach:
20:00 Filmbeginn – Sitzplatzvergabe: Max, Melly, ich, Andi. Popkorn und Cola hab ich mir verkniffen, sonst hätte ich womöglich noch rülpsen müssen und Mais zwischen den Zähnen gehabt. Dafür hab ich Kaugummi mit Minzgeschmack gekaut und die ganze Zeit überlegt, wohin ich ihn ausspucken soll, wenn es notwendig sein sollte. Nach zirka 20 Minuten Film haben Melly und Max auch schon heftig zu schmusen begonnen. Da hab ich den Kaugummi vorsichtshalber runtergeschluckt und das war gut so. Denn kurz darauf hat mir Andi ins Ohr geflüstert: „Darf ich dich küssen?" – Was für eine Frage? War das rhetorisch gemeint oder sollte ich darauf antworten? Ich hab was gemurmelt wie „da hab ich nichts dagegen" und dann haben wir uns

geküsst. Zuerst war ich sehr vorsichtig, aber dann hab ich mich auch getraut einige Sachen auszuprobieren, an seiner Unterlippe saugen und so weiter. Es war so toll! Vom Film hab ich so gut wie gar nichts mitgekriegt, aber das ist mir ohnehin völlig egal. Ich hoffe, ich hab nichts falsch gemacht.
Nachher sind wir noch was trinken gegangen – zu viert. Melly und Max haben ein bisschen dümmlich gegrinst und Andi hat mich sogar an der Hand genommen.
Spontane Erkenntnis: Ich habe einen Freund!
Leider hat mich Mutti schon um 22:45 vom Kino abgeholt (ich hab mich von Andi drinnen verabschiedet, damit sie unseren Abschiedskuss nicht sieht).
Vor lauter Aufregung hab ich heute nur 2 Äpfel und ein Früchtejoghurt gegessen. Schadet auch nicht.
Ich fühle mich super!

Sonntag, 2. Dezember

Mist, ich hab die Sonntagsdepression.
Es hat immer noch nicht angerufen. Was soll ich davon halten? Hat es ihm am Freitag nicht gefallen? Spiele mit Bernie, um mich abzulenken. Es gibt schon Weihnachtskekse ...

Montag, 3. Dezember

Auch heute hab ich nichts von Andi gehört. Max weiß auch nichts. Ich sollte mich auf die Schule konzentrieren. Die letzten Prüfungen vor Weihnachten stehen an! Außerdem muss ich noch Geschenke besorgen, Kekse für die Weihnachtsaktion in der Schule backen usw. usw. Bin ich so uninteressant?

Mittwoch, 5. Dezember

Andi hat sich gemeldet. Er will mit mir zum Weihnachtsmarkt gehen. Er hat sich nicht entschuldigt oder eine Erklärung gesucht, warum er mich fünf Tage hat warten lassen. Vielleicht ist das ja ganz normal. Ich war zwar total sauer, aber ich wollte nicht zickig wirken und hab so getan, als wäre alles in Ordnung. Ich darf das wahrscheinlich nicht so eng sehen. Ich will doch Zeit mit ihm verbringen und ihn nicht vertreiben. Immerhin interessiert er sich offensichtlich doch für mich?!

Donnerstag, 6. Dezember

Die Vorweihnachtszeit bedeutet für uns alle ziemlichen Stress. Mutti ist hektisch und gereizt; außerdem hat sie die absolute „Schenkhysterie" – „Was soll ich denn der Empfangsdame bei der Kosmetikerin schenken? Die Großkopfs schenken uns sicher was, da müssen wir ihnen auch was schenken. Letztes Jahr haben wir so ein hässliches Blumengesteck vom Onkel Edi bekommen, der kriegt heuer auch einen Blödsinn." Erwachsene sollten sich manchmal einfach selber reden hören! Das ist ja nicht auszuhalten. Wieder einmal frage ich mich, mit wem ich über solche Dinge reden könnte? Mutti meint, ich soll nicht immer so kritisch sein Vati arbeitet zu viel und Bernie macht alle wahnsinnig mit seiner „aufgeweckten, kindlich-naiven" Vorfreude. Dazu müssen noch die Feiertage eingeteilt werden, das heißt es gibt hitzige Diskussionen, wann wir zu welchen Onkeln und Tanten fahren müssen, die wir das ganze Jahr über nicht sehen. Bernie und ich werden dann ständig von irgendwelchen Leuten in die Wangen gekniffen. Dazu kommen dann meistens die passenden Sätze: „Kennst mich noch, ich bin die Tante Sowieso?! Ich kenne dich noch, da warst du sooooo klein und hast in die Windel geschissen! Und einmal, als ich dich gewickelt hab, da hast du ganz laut gefurzt, haha, das war niedlich!" Dann gibt's die unsinnigsten Geschenke die man sich vorstellen kann. Voriges Jahr hab ich eine Taschenlampe vom Weltspartag, einen Katzenkalender vom Jahr 1980 und eine abgelaufene Packung Kaffeeschokolade bekommen; nicht zu vergessen mein „Special-Christmas-

Highlight“ – eine Schneekugel mit Kürbiskutsche drin ... uäh! Essen muss man, was auf den Tisch kommt, denn sonst wird man ja nicht „groß und stark“, egal ob es schmeckt oder nicht. Mir wird jetzt schon schlecht, wenn ich dran denke. Was für eine Heuchelei. Konsumwahn, Umweltverschmutzung, und haufenweise leere Phrasen. Weihnachten, da muss jeder mitmachen, ob er will, oder nicht!

Samstag, 8. Dezember

Was war das heute für ein perfekter Abend! Den ganzen Tag war ich schon unglaublich aufgeregt und hab nichts vom Alltag mitgekriegt. War auch nix Besonderes – Routine.
Andi hat mich mit dem Auto abgeholt (seit 4 Wochen hat er den Führerschein) und wir sind zum Weihnachtsmarkt gefahren. Es gab keinen Begrüßungskuss, nur ein Bussi auf die Wange. Vielleicht ist das normal, wenn man sich einige Tage weder gesehen noch telefoniert hat. Ich war ja auch sehr nervös und ein bisschen befangen. Aber später sind wir Arm in Arm durch die Stadt spaziert. Ich hab mich einfach bei ihm eingehängt und meinen Kopf an seine Schulter gelegt. Das war wunderschön! Der Weihnachtsmarkt war so romantisch, fast kitschig und dann hat es sogar noch begonnen zu schneien! Wir haben Punsch getrunken (er alkoholfreien, weil er ja noch Autofahren musste – sehr vernünftig!) und über Gott und die Welt geredet. Es gibt so viele Dinge, die ihn beschäftigen, er ist ein scharfer Beobachter und ein ganz toller Zuhörer. Und das Beste ist, dass wir auch sehr viele Ansichten teilen! Zum Beispiel haben wir über Weihnachten geredet und er hat fast dasselbe gesagt, was ich erst vor drei Tagen auf diese Seiten geschrieben habe. Der Zirkus um die Vorweihnachtszeit ödet ihn auch unheimlich an. Wir haben darüber geredet, was Weihnachten eigentlich bedeutet. Fazit: Das „Fest des Kommerzes“ hat das „Fest der Liebe“ abgelöst! Anschließend hatten wir eine Menge Spaß dabei, uns über die verschiedensten kitschigen Weihnachtsbasteleien und Ramschgeschenke lustig zu machen! Er hasst auch Schneekugeln, genau wie ich! Ich hab das Gefühl, wir sind uns gestern Abend wirklich näher gekommen. Er hat mich einen klei-

nen Blick in seine Seele werfen lassen und ich ihn in meine. Oh je, das klingt aber fürchterlich kitschig! Auf jeden Fall waren wir endlich mal allein und das den ganzen Abend lang. Wir haben auch mal 10 Minuten lang nicht geredet und es war überhaupt nicht unangenehm. Wir haben uns auch so verstanden. Blöderweise haben wir beide die Zeit vergessen. Ich musste ja um 22:00 daheim sein, weil morgen Schule ist. Es blieb also keine Zeit mehr im Auto vor dem Haus ausgiebig zu kuscheln und zu knutschen. Aber das werden wir schon noch nachholen! Ich bin so glücklich. Ich hab das Gefühl, ich kann mich endlich jemandem anvertrauen, der mich auch versteht. Vielleicht brauche ich dich ja bald nicht mehr, du „Beste Freundin – Ersatz". ☺ Nein, sonst wüsste ich doch nicht wohin mit meinen ganzen Kitschphrasen und Gedanken. Das kann ich sonst niemandem antun.
Jetzt werde ich sicher gut schlafen und was Schönes träumen – ich weiß auch schon von wem!

Montag, 10. Dezember

Natürlich waren die Mädels in der Schule heute schon sehr gespannt auf meinen Bericht über den gestrigen Abend. Es ist ein tolles Gefühl, wenn einem jemand aufmerksam zuhört. Ich in der Mitte und fünf Mädels um mich herum. Irgendwie völlig neuartig, ungewöhnlich und sehr angenehm. Sie haben sich fast überboten in ihren Ausrufen, Fragen und gegenseitigen Aufstachelungen – „Was hattest du an? Was hat er dann gemacht? Zeig uns noch einmal wie er den Arm um dich gelegt hat! Das hat er wirklich gesagt? Er ist ja unglaublich gescheit / lieb / witzig ... Ruhe, jetzt hab ich nicht verstanden, was passiert ist, nachdem er die zweite Maroni in den Mund gesteckt hat!"
Ungefähr so hat sich das abgespielt. Ich frage mich, wann sich das letzte Mal so viele Menschen für mich interessiert haben. Nun ja, wahrscheinlich war das einfach das Highlight des Tages. Melly wirkte nicht sehr begeistert. Immerhin ist sie quasi „abgestempelt", nachdem sich in ihrer Beziehung mit Max schon seit Wochen nichts Neues tut. Ob sie wohl eifersüchtig war? Jedenfalls hat sie sich nicht an der Diskussion der an-

deren Mädels beteiligt. Naja, egal. Heute war eben mein Tag. Aber ich hab ein komisches Gefühl. Einerseits möchte ich auf gar keinen Fall oberflächlich sein, andererseits wäre ich am liebsten unheimlich beliebt. Das passt doch irgendwie nicht zusammen. Vor allem, wenn ich mich umsehe und ständig die Oberflächlichkeit meiner Mitschüler und meiner Familie kritisiere. Wie kann man ernst genommen werden und auf sich aufmerksam machen, ohne wie ein egoistischer Selbstdarsteller zu wirken? Ich werde mal mit Andi über die Sache reden. Bin gespannt, wie er darüber denkt. Überhaupt bin ich gedanklich den ganzen Tag bei ihm gewesen. Abends haben wir kurz telefoniert. Leider musste er dann zum Training. Morgen hat er ein Match. Ich soll ihm die Daumen halten – kein Problem. Ich hoffe nur, er hat nicht den ganzen Tag Schluckauf, weil ich so viel an ihn denke. ☺

Dienstag, 11. Dezember

Schock: Ich hab nicht aufgepasst und heute in der Früh steht plötzlich „62,5 kg“ auf der Waage. Na toll. Wie soll ich denn vor Weihnachten noch eine ordentliche Diät unterbringen? Morgen sind wir schon wieder bei irgendwelchen Bekannten eingeladen, die uns mit Keksen voll stopfen werden. Alle sind „selbst gemacht“ und alle müssen durchprobiert werden ... „Habt ihr schon die Vanillekipferl gekostet? Ich hab auch noch welche von meiner Schwiegermutter und von meiner Oma, aber die schmecken nicht so wie meine, obwohl ich dasselbe Rezept verwende! Das müsst ihr vergleichen.“ Man darf nicht unhöflich sein.
Am Montag fange ich wieder an abzunehmen.

Mittwoch, 12. Dezember

Drei Tage ohne Andi. Ich hab schon Entzugserscheinungen! Hoffentlich sehen wir uns nächste Woche bei der Weihnachtsfeier im „CU“... ich zähle schon die Stunden ...
Ich tüftle noch an seinem Geschenk ... es soll was Besonderes sein, cool und praktisch, aber auch lieb. Vielleicht irgendwas, was mit Musik zu tun

hat oder Sport oder was zum Lesen? Ach er ist so vielseitig, da hab ich ja eigentlich ziemlich viele Möglichkeiten. Ich werde diese Woche noch mal einen Stadtbummel machen und mich „inspirieren" lassen. Da fällt mir ein, muss ich den Mädels auch was schenken? Eigentlich kann ich mir das nicht leisten und aus dem Bastelalter bin ich ja auch wohl schon raus. Aber ich glaub, es wär schon irgendwie peinlich, wenn ich dann was geschenkt krieg und selber nichts herzuschenken hab?! Oje, ich höre mich schon an wie meine Mutter. Vor ein paar Tagen schreibe ich noch darüber, was Weihnachten wirklich bedeuten soll und jetzt mache ich mir „schenkst-du-mir-schenk-ich-dir"-Gedanken ... so ein Schwachsinn! Noch ein bisserl was für die Schule tun – kein Abendessen!!

Freitag, 14. Dezember

Weihnachtsgeschenk für Andi gekauft. Ich glaube das ist das Richtige – ein wunderschönes Notizbuch mit einer dazu passenden Füllfeder, damit er seine Gedanken stilvoll notieren kann. ☺ Ich bin schon so gespannt drauf, wie es ihm gefällt (jetzt ist mein Weihnachtsbudget endgültig aufgebraucht ...). Noch zwei Tage bis zur Weihnachtsparty, noch zwei Tage bis ich ihn wiedersehe ... er ruft auch nicht an, aber das liegt vermutlich daran, dass er generell nicht gerne telefoniert und außerdem so viel zu tun hat!
Wehre mich so gut ich kann gegen Adventschlemmereien, leider schmecken die Kekse sehr gut. Hab gelesen, dass ein Vanillekipferl 60 Kalorien hat ... Wahnsinn! Muss aufpassen!

Donnerstag, 20. Dezember

Er hat es mir gebrochen, mein Herz. Es tut fürchterlich weh. So weh! Alles um mich herum ist verschwommen, unscharf und dumpf. Ich höre zum 15. Mal dasselbe Lied – Flugzeuge im Bauch (von Herbert Grönemeyer). Ich kann nicht mehr weinen – es sind keine Tränen mehr übrig. Ich hätte es ahnen müssen, oder? Macht die Liebe wirklich blind? Warum hab ich nichts gemerkt? Was hab ich falsch gemacht? Ich komme

mir so entsetzlich dumm vor! Ich hab mich bei ihm so wohl gefühlt, so verstanden. Wahrscheinlich hab ich mir das nur eingebildet, oder es geht ihm ganz einfach nicht so wie mir. Tja, das wird es wohl sein und ich war zu blöd es zu bemerken. Mein Gott ist mir das peinlich. In Wahrheit wollte er gar nichts von mir. War er den ganzen Abend schon so komisch? Irgendwie abwesend, fast sogar abweisend?
Er hat mich nicht mal zur Begrüßung geküsst. Auf der Party war ich aber auch echt überflüssig. Blödes Saufgelage. Und dann bringt er mich auch noch um halb 11 nach Hause. Spätestens da hätte ich doch was merken müssen, ich blöde Kuh.
Ich hätte ihm nicht sagen sollen, dass ich ihn lieb hab. Es war zu früh! Vielleicht hab ich ihn unter Druck gesetzt? Aber ich hab doch nicht gesagt, dass ich Kinder von ihm will, oder dass ich den Rest meines Lebens mit ihm verbringen will oder so einen Schwachsinn. Ich hab ihm nur gesagt, dass er ein ganz besonderer Mensch für mich ist und dass ich noch nie jemanden wie ihn getroffen hab.
Das war bei mir daheim, als wir dann noch vor dem Haus im Auto gesessen sind und geredet haben. Es ging irgendwie um Beziehungen und die damit verbundene Verantwortung einem anderen Menschen gegenüber. „Zwischenmenschliche Verbindungen können sehr kompliziert und vielschichtig sein", hat er gemeint – wer hat unser Gespräch eigentlich in diese Richtung gelenkt, auf diesen Themenkomplex zugesteuert?
Dann ist er ganz steif geworden und hat irgendwas davon dahergeplappert, dass wir uns doch noch gar nicht so lange kennen und dass ich vermutlich Dinge in ihm sehe, die gar nicht da sind. Plötzlich bin ich mir bevormundet vorgekommen. Woher will er denn wissen, was ich in wem sehe. Ich wollte ihn so gerne küssen, aber ich hab mich nicht getraut. Er ist auch irgendwie immer weiter weggerückt.
Die Worte, die er dann gesagt hat, kann ich kaum hier niederschreiben. Das war das Erniedrigendste was mir je passiert ist. Er hat gesagt: „Ich bin mir sicher, wir können gute Freunde werden." Ich meine, was hätte ich darauf noch sagen sollen? Ich bin einfach ausgestiegen, hab die Tür zugefetzt und bin ins Haus, ins Zimmer, ins schwarze Loch.
Er will mich nicht! Wer will mich denn überhaupt?

Freitag, 21. Dezember

Andi R. ist ein Arschloch! Ein ARSCHLOCH! Oh, war das etwa nicht damenhaft? Als alter Kumpel wird man das wohl mal sagen dürfen, so von Freund zu Freund, oder? Bin ich etwa nicht gut genug für sie, werter Herr R.? Zu blöd, zu fett, zu langweilig, zu uninteressant – bitte sehr, suchen sie sich etwas aus! Elisabeth hat von allem etwas!
Jetzt weiß auch noch die ganze Schule Bescheid. Ich hab es ja auch nicht gut verbergen können.

Sonntag, 23. Dezember

Sonntag – der Tag der Familie und das bedeutet, dass wir Zeit miteinander verbringen, ob wir wollen, oder nicht. Ich hätte mich lieber in mein Zimmer verzogen, aber Mutti meint, ich soll ihr beim Einpacken der Christbaumzuckerl helfen, während Bernie und Vati einen Baum aussuchen fahren ... Nach dem Mittagessen sitzen wir zusammen und versuchen uns zu unterhalten. Ein recht sinnloses Unterfangen, das aus losen Phrasen und Floskeln besteht, weil ohnehin keiner dem anderen richtig zuhört. Es ist auch schwierig alle Erlebnisse einer ganze Woche in drei Sätze zu packen, bevor man von Vati's „Na dann ist ja ohnehin alles in Ordnung“ oder Mutti's „Es ist so schön, wenn wir alle zusammen sind, wer will noch ein Schnitzerl? Elisabeth hilf mir beim Küche aufräumen!“ unterbrochen wird. Für jedes Problem gibt es sofort eine Standardlösung. Wir sind die hübsche, kleine, glückliche Quotenfamilie. Morgen ist Weihnachten – Oh du Fröhliche!

Ursachen und Einstieg – *Hintergründe*

Die Betroffene

Wo sich Probleme verdichten, sich keine Auswege und Lösungen finden lassen und ihr das Leben allgemein einfach „zu viel" wird, startet die Essgestörte ihren Weg in die Krankheit. Zumeist beginnt dieser Einstieg lange bevor Krankheitssymptome für die Außenwelt sichtbar sind.
Neben einer Reihe von möglichen persönlichen Gründen (wie z.B. einem schwerwiegenden Schlüsselerlebnis) warum jemand eine bulimische Erkrankung entwickelt, beziehen sich die derzeitigen Erklärungsansätze im Wesentlichen auf drei große Ebenen:

1. Die Gesellschaft.
2. Die Familie (siehe auch Info „Familie").
3. Die Persönlichkeit.

Mit ihrer Wirkung in einer **Gesellschaft**, die geprägt ist von Schlankheitswahn auf der einen und Fettleibigkeit auf der anderen Seite, ist die Betroffene bereits früh beschäftigt. Schlankheit ist eine Qualitätsbezeichnung, ein ästhetisches Werturteil und daher höchst erstrebenswert. Die Botschaft ist allgegenwärtig: in der Werbung, den Medien, der Mode. Extreme fallen auf, Normalität ist nicht erstrebenswert. Maß und Ziel sind nicht Thema. Es gilt einfach, möglichst schlank zu sein.
Auf der Suche nach Halt und einer angepassten Position in der Gesellschaft, von der er/sie sich beobachtet und vorverurteilt fühlt, startet die Betroffene seinen/ihren ersten Kontrollversuch der Lage in Form einer **Diät** (siehe Info „Diät"). Sie vermutet Sicherheit im Kontrollsystem

von Kalorienzählen, Ernährungsplanung und Gewichtsmessung, mit der Aussicht auf Anerkennung und Wertschätzung von außen.
Durch den Fokus auf „essen" bzw. „nicht-essen" als Problemlösungs- und Gefühlsverarbeitungsstrategie sind „gute" Vorraussetzungen für ein gestörtes Essverhalten gegeben.
Auch von ihrer **Familie** fühlt sich die Betroffene unter Druck gesetzt. Leistung und Erfolg haben dort oft einen sehr hohen Stellenwert, dem sie glaubt, nicht genügen zu können. Er/Sie wünscht sich für ihre Erfolge gelobt und anerkannt zu werden, was allerdings selten der Fall ist, da perfektes Aussehen und Auftreten ohnehin als unerlässlich gelten, denn jedes Familienmitglied wird als Repräsentantin der ganzen Familie betrachtet, deren Wert und Ansehen es darzustellen gilt. Die Konzentration auf den äußerlichen Eindruck wird gefordert und gefördert. So definiert sich der/die Betroffene früh über seine/ihre Leistung und denkt nur geliebt zu werden, wenn er/sie dem geforderten Familienrollenbild entspricht. Gefühle werden oft als Schwächen gewertet und nicht ernst genommen. Es findet selten direkte Kommunikation zwischen den einzelnen Familienmitgliedern statt.
Zumeist fühlt sich die Betroffene einem permanenten Wechselbad ausgesetzt, das sie tief verunsichert und lähmt: Sie wird mit zu viel Verantwortung belastet, während ihr gleichzeitig nichts zugetraut wird. Die Gesamtsituation ist für sie in höchstem Maße verwirrend.
Hinzu kommen gewisse Vorraussetzungen der **Persönlichkeit**, die allerdings nicht vereinheitlicht werden können. Betroffene beobachten oft an sich selbst Probleme Stress zu bewältigen, Perfektionismus und Zwanghaftigkeit, ein negatives Körperbild, Depressionen, geringes Selbstwertgefühl und Kontaktprobleme.

In dieser Phase der Krankheitsentwicklung macht sich die Betroffene also auf die Suche nach einem für sie geeigneten Ventil für all ihre intensiven Gefühle, den Stress, die Anspannung, die Konflikte, die sie empfindet. Gleichzeitig versucht sie dieses emotionale „Übermaß" durch selbst auferlegte „Verhaltensmaßnahmen" (gutes Kind/gute Freundin sein) und Aktionen (z.B. Diäten) unter Kontrolle zu bringen.
In dieser „Vorbereitungsphase" der Krankheit wünscht sie sich besonders Aufmerksamkeit und Ansprache.

Für die Außenstehenden

Es gibt in jeder Phase entstehender Essstörungen einige Merkmale, die von Außenstehenden erkannt werden können. Sie verändern sich während des Krankheitsverlaufes und können oft nur durch gezielte Beobachtung erkannt und unterschieden werden. Es ist von Vorteil zu wissen, in welchem Stadium der Krankheit sich die Betroffene befindet und welches Verhalten von Außendstehenden ihr in der jeweiligen Situation weiterhilft.

In der ersten Phase der Erkrankung kann mitunter ein weiterer Verlauf noch verhindert oder stark abgeschwächt werden. Je früher das Problem erkannt wird, desto besser.
Außenstehende können folgende Merkmale beobachten und positiv beeinflussen:

Die Betroffene grübelt viel. Sie kämpft mit Problemen. Sie will ernst genommen werden. Starke Gefühlsschwankungen zeigen, dass sie mit sich und ihrer Umwelt nicht zu Recht kommt. Vertrauenspersonen der Betroffenen können ihr in dieser Phase der Suche und des Zweifels durch Zuhören und konkretes Nachfragen helfen ihre Gedanken zu ordnen. Gedanken zu **Gesellschaft**, **Persönlichkeit** und **Familie** (in diesen drei Ebenen sind oftmals die Ursachen für die Erkrankung zu suchen), spielen dabei zumeist die Hauptrolle. Aber auch Angst und Unsicherheit in Bezug auf ihre Zukunft machen ihr zu schaffen. Wichtig ist, der Betroffenen keine Patentlösungen oder allzu gut gemeinte Ratschläge wie das Leben am Besten zu meistern sei, aufzuzwingen, sondern ihr dabei zu helfen ihre eigenen Lösungsansätze zu entwickeln. Ihrer eigenen Meinung muss dabei das nötige „Gewicht" zugestanden werden. Eigene Erlebnisse Außenstehender sollten dabei eher in den Hintergrund rücken. Stattdessen hilft in dieser Phase besonders nachzufragen, wie sich die Betroffene fühlt (z.B. Womit bist du im Moment unzufrieden? Was belastet dich? Wie kann ich dir helfen besser zu Recht zu kommen? Was soll sich ändern, damit du dich besser fühlst?). Ihr zuzuhören und sie reden zu lassen, baut bereits etwas Druck ihrerseits ab.

Auch **Diäten** sind ein wichtiger Indikator für beginnende Essstörungen (siehe Info „Diät"). Wenn bereits erkennbar ist, dass Essen einen allzu bedeutenden Stellenwert im Leben eines Menschen besitzt, sollten Außenstehende in jedem Fall ihre Beobachtung thematisieren.

In dieser Einstiegsphase zur Essstörung, hilft die Suche nach weiteren geeigneten Ventilen gegen aufkeimende Aggression, Rebellion und Unzufriedenheit. Eine Kombination aus Gesprächen mit, für die Betroffene wichtigen Schlüsselpersonen (bzw. präventive Therapiemaßnahmen), und einer passenden Beschäftigung, die Erfolgserlebnisse beinhaltet (Bewegung, Musik, Interessensgemeinschaften etc.), kann Balance schaffen. Großer innerer und äußerer Druck erfordern bewussten Ausgleich durch Entspannung, Ruhe, Sicherheit und einem Gefühl so angenommen und geliebt zu werden, wie man ist. Wenn die Betroffene mit ihren Problemen, Zweifeln und Träumen ernst genommen wird, ist ein erster Grundstein für eine positive Entwicklung zu einem zukünftigen sicheren Selbstwertgefühl gelegt.
Sich Konflikten zu stellen, sie gemeinsam zu lösen und Gefühle nicht zu ignorieren, sind die wichtigsten Vorraussetzungen Essstörungen bereits in der Entstehung einzudämmen.

In jedem Fall gilt: je früher eine mögliche Essstörung erkannt wird, desto besser! Mit Fortdauer der Störung wird es immer schwieriger, den einmal eingeschlagenen Weg wieder zu verlassen.
Die eigene Vorbildwirkung für Kinder darf nicht außer Acht gelassen werden!
Die Schlüssel zur Prävention liegen im Zeichen beachten und darin, sich Zeit zur gemeinsamen Kommunikation zu nehmen.

Ursachen von Essstörungen

Als Ursachen von Essstörungen und somit Ansätze zur Bekämpfung durch Themenbehandlung lassen sich auflisten:

- Mangelndes Selbstwertgefühl.
- Umbruchsituation (Pubertät, Loslösung vom Elternhaus, Ablösung von der Mutter).
- Schönheitsideale.
- Permanentes Ausweichen von Konflikten im Elternhaus.

- „Aussehen“ als Ausdruck der Persönlichkeit.
- Defizit im Umgang mit Gefühlen wie Lust, Angst, Frust, Liebe etc.
- Starre Geschlechterrollen („Das tut ein Mädchen/Bursch nicht!).
- Wenig Anerkennung und Aufmerksamkeit durch die Mitwelt.
- Abwertung weiblichen/männlichen Verhaltens.
- Gefühle werden von anderen nicht wahrgenommen.
- Grenzüberschreitungen durch Dritte (sexueller Missbrauch und Gewalt).
- Ungleichstellung von Mädchen und Jungen, Frauen und Männern.
- Übertriebene und überholte Rollenzuschreibung.

(Quelle: „Wie schütze ich mein Kind vor Sucht?“ Handbuch für Eltern / Fonds gesundes Österreich / Akzente Suchtprävention)

Die Krankheit wird „erlernt" – *Erfahrungsbericht*

Donnerstag, 26. Dezember

Ich hab hauptsächlich Gewand gekriegt, Pullis, Unterwäsche, einen Bademantel und neue Schi – lauter praktische Sachen halt; für Spielsachen bin ich eh schon zu alt. Familienfeiern bedeuten immer ständig essen, rumsitzen, sich langweilen und möglichst bald ins Zimmer verschwinden, damit ich meine Ruhe hab. Mutti teilt mich dauernd für irgendwas ein und sagt, ich soll mich nicht verkriechen. Wenn ich dann bei den fröhlichen Familienmenschen sitze, bin ich nicht lustig genug. Aber mich interessiert das ganze Geschwafel nicht. Gestern war ich so vollgefressen, dass mir schlecht wurde. Ich bin aufs Klo und hab mir nur ein bisserl den Finger reinstecken müssen. Eklig und unangenehm, aber nachher war mir leichter.
Denke an Andi und stelle mir vor, was ich alles sagen möchte, wenn ich ihn das nächste Mal treffe. Ob er wohl an mich denkt? Morgen machen wir einen Schiausflug – keine Lust.

Sonntag, 30. Dezember

Ich glaube es wird Zeit mit dem Selbstmitleid Schluss zu machen. Schließlich beginnt übermorgen das neue Jahr und ich sollte mir ein paar gute Vorsätze zulegen, oder?

Vielleicht schaffe ich ja wirklich einen Neuanfang?! Neues Jahr, neues Glück:

1. Andi abhaken – wer braucht den schon. Keine Schwäche zeigen!
2. Abnehmen, mehr Sport, sich nicht so gehen lassen (Disziplin).
3. Eine gute Freundin und Tochter sein (dankbar sein, zuhören, nicht arrogant sein).
4. Lernen und die Sachen die ich anfange auch konsequent durchziehen.
5. Kein Selbstmitleid!

Mal sehen, wie gut ich das umsetzen kann. Es ist aber auf jeden Fall gut diese Dinge mal zu formulieren. Ich will mich ja wirklich bessern! Ich fange gleich damit an und geh runter, um Mutti bei den Silvestervorbereitungen zu helfen.

Dienstag, 1. Jänner

Durfte Silvester mit den Mädels verbringen. Melly's Eltern haben ein Ferienhaus, liegt ziemlich in der Einöde ... sie waren natürlich auch dort, haben aber den Silvesterabend bei den Nachbarn verbracht. Wir waren also zu fünft (Melly, Nicky, Barbara, Melly's Cousine Katrin und ich). Eigentlich war ich ziemlich überrascht, dass ich überhaupt eingeladen worden bin und dass die Eltern erlaubt haben, dass ich auswärts übernachte, aber gegen eine kleine Mädelsrunde unter elterlicher Aufsicht können sie ja echt nicht viel sagen.
Natürlich ist es am Anfang besonders um die Andi-Geschichte gegangen. Einerseits bin ich froh, dass ich darüber reden kann und sich jemand dafür interessiert, andererseits hab ich das Gefühl, wenn ich kein spannendes, spektakuläres G'schichtl zu erzählen hab, bin ich abgeschrieben. Nicky hat gemeint, er ist ein Arschloch und hätte erstens anders und zweitens früher signalisieren müssen, was er will oder eben nicht will. Melly weiß von Max, dass Andi jetzt auf Schiurlaub ist. Den Rest des Abends hat uns Melly an ihrem reichen Erfahrungsschatz was Beziehungen betrifft, teilhaben lassen, wo sie doch bereits seit zwei Mo-

naten eine solche führt – er hat ihr zum Jubiläum sogar zwei Rosen geschenkt – wie originell ... Ich möchte nicht neidisch sein, außerdem finde ich es irgendwie lächerlich, wie sie sich aufführt. Das hab ich natürlich nicht gesagt, ich hab ja auch keine Ahnung und meine Meinung interessiert sowieso niemanden.
Insgesamt war es ein netter Abend, aber irgendwie hab ich trotzdem das Gefühl gehabt, ich passe überhaupt nicht dazu und bin das fünfte Rad am Wagen, dabei gebe ich mir doch wirklich Mühe, dass sie mich mögen. Was stimmt denn nicht mit mir?
Trotzdem bin ich froh, dass ich Silvester nicht mit den Eltern, Bekannten und Bernie daheim verbringen musste. Es leben die guten Vorsätze!

Samstag, 5. Jänner

Wieder zu viel gegessen – die Weihnachtskekse müssen weg, „verschwendet wird nix", aber sie hängen mir schon zum Hals raus. Hab gestern wieder versucht loszuwerden, was zu viel war. Ich glaube, ich lasse das lieber, die Hälfte kommt durch die Nase, es brennt im Hals und der Geruch ist echt grausig. Trotzdem war ich irgendwie froh, dass ich den Leberkäse und die Kokoskuppeln wieder los war – ist eh nicht gesund, das fette Zeug!
Übermorgen fängt die Schule wieder an. Hab schon Angst Andi wiederzusehen!

Montag, 7. Jänner

Irgendwie läuft alles weiter, wie bisher, nur ich hab das Gefühl ich darf nur mehr von außen zuschauen. Der große „Was hat dir das Christkind gebracht" – Geschenkevergleich hat den ganzen Vormittag gedauert. Es ist mir das fast wie ein Wettbewerb vorgekommen, wo es sowieso nicht um die Freude am Geschenk geht, sondern darum es zu präsentieren, damit anzugeben. Die Freude wird an der Reaktion der anderen auf das Geschenk gemessen. Vielleicht ist das schon wieder zu verdreht, aber mir kommt das so unehrlich vor. Ich hab mich eher zurückgehalten, weil ich da nicht mitspielen wollte, außerdem war das zweite Hauptthema des Tages sowieso nur, dass wir alle so wahnsinnig viel zugenommen haben und wie viel jeder über die Feiertage essen musste. Dass ich kaum mitgeredet habe, haben alle auf die „Andi"-Geschichte geschoben, aber die ist schon längst nicht mehr wirklich interessant. Tja, ich, meine Geschenke und Geschichten, wir sind halt nicht so spannend! Wenigstens hab ich Andi nicht gesehen, war eh unwahrscheinlich. Hab mich heute wieder gewogen – 62,5 kg, das ist echt zu viel. Mutti hat gesagt sie fängt nächste Woche mit einer „Anti-Weihnachtsspeck-Diät" an, da werde ich gleich mitmachen.

Donnerstag, 10. Jänner

Beginn der Diät: Ausgangsgewicht 63 kg – hab mich noch mal so richtig vollgefressen, ab jetzt alles streng nach Plan. Mutti und ich sind hochmotiviert – 14 Tage, mindestens 6, besser 8 Kilo sollen weg. Zusätzlich geht das Training im Turnverein wieder los und in der Schule ist auch ziemlich viel zu tun, da bin ich sowieso beschäftigt. Heute gab's nur morgens 1 hart gekochtes Ei, 1 Scheibe Vollkornbrot, 1 Apfel, mittags 1 Schöpfer gekochtes Gemüse mit 2 Kartoffeln und abends 2 Scheiben Vollkornbrot mit 150 g Magertopfen. Bin sehr motiviert und lese mir zur Einstimmung die Neujahrsvorsätze durch ...

Samstag, 12. Jänner

3. Tag der Diät. Schön langsam setzt die Quälerei ein, das hab ich erwartet. Ich trinke viel Wasser gegen den Hunger und versuche mich abzulenken. Es ist eh so viel zu tun ... in der Schule, Theatergruppe, Sport, nächste Woche fängt der Mopedkurs an ... alles hat seine Ordnung, der Tag ist eingeteilt in Stunden, Einheiten, den Einheiten verschiedene Aktionen zugeteilt – gute Einteilung ist alles.

Montag, 14. Jänner

Ein sehr produktiver Tag – volles Programm: Schule 7:45–13, 15–16 Klavierunterricht, während der Wartezeit Hausaufgaben und für Psychologie-Test lernen, 17–19 Training, Essen laut Plan – schon 0,75 kg abgenommen. Hab heute sogar nur zwei Mal an Andi denken müssen. Es ist jetzt schon drei Wochen her und ich frage mich, ob er überhaupt noch an mich denkt, ob ich nur eine Episode war, ob ich überhaupt irgendjemandem wichtig bin, wichtig sein könnte? Verdammt, jetzt denke ich schon wieder an ihn. Aber ich muss mich sowieso damit auseinandersetzen, weil nächste Woche ein Handballmatch von Max' Verein ist und die Mädels gehen alle hin – da wird er wohl auch sein.

Mittwoch, 16. Jänner

Heute nach dem Training hab ich's vor Hunger nicht mehr ausgehalten und eine Schachtel Kekse verdrückt. Anschließend war ich am Klo und hab versucht es hoch zu würgen, aber es hat zuerst nicht richtig funktioniert. Zuerst sind vielleicht zwei oder drei Kekse wie eine Art Paste wieder rausgekommen, aber das war superanstrengend. Ich hab den Finger ganz tief in den Hals gesteckt und auf den Brechreiz gewartet, aber zuerst ist gar nichts hochgekommen und dann ist die Hälfte im Hals stecken geblieben. Die Augen haben zu tränen angefangen und mir war leicht schwindlig. Damit es leichter geht, hab ich zwei Gläser Wasser getrunken. Dann hab ich es noch mal versucht, aber ich glaub das Wasser hat sich nicht mit den Keksen vermischt und so ist es mit ein paar Brösel versetzt durch die Nase wieder rausgekommen. Ich hab mich verschluckt und auch kurz keine Luft mehr gekriegt. In den Ohren hat es auch irgendwie gebrannt. Am Schluss hab ich dann doch noch einige Kekse hochgekriegt, aber insgesamt hat die ganze Aktion fast 20 Minuten gedauert und nachher hatte ich nicht das Gefühl, dass ich alles erwischt hatte. Dafür hab ich vom Diätabendessen nur die Hälfte gegessen. Hatte nach dem Kotzen eh keinen Hunger und irgendwie war das sowieso nutzlos. Eltern waren Gott sei Dank nicht daheim. Ich hab ein paar Mal ganz schön husten und würgen müssen. Seltsames Experiment. 1,25 kg sind schon weg.

Donnerstag, 17. Jänner

Andi hat eine Neue – Tanja aus der Parallelklasse – klein, zierlich, dünn, beschützenswert, große Kulleraugen ... Balletttänzerin ... kichert komisch. Ich hab sie heute gesehen – er hat sie von der Schule abgeholt (was er bei mir nie gemacht hat) und sie haben sich auch geküsst. Er hat ihre Tasche getragen und sie die ganze Zeit angeschmachtet ... würg ... Es tut weh, aber ich hab ziemlich stark und verständnisvoll getan. Melly war auch dabei und hat wahrscheinlich gedacht, ich fange gleich zu heulen an oder so (das wär wieder eine Superskandalgeschichte gewesen), aber ich hab ihr erklärt, dass das eben so ist in der Liebe – man kann sie nicht erzwingen, es ist zwar nicht einfach jemanden loszulassen, wenn man ihn wirklich gern hat usw. usw. blablabla ... natürlich fühle ich mich ganz anders, aber es ist doch trotzdem die Wahrheit oder? Aber was soll ich mit dieser Erkenntnis anfangen? Die Welt dreht sich weiter und wahrscheinlich bin ich einfach nicht die Richtige für ihn. Ich hoffe nur, er lacht nicht mit ihr über mich, meine Dummheit, meine Verliebtheit ...

Mutti hab ich lieber nichts erzählt. Sie hätte vermutlich nur wieder ihren „andere Mütter haben auch schöne Söhne"-Satz angebracht. Nachdem ich erst um 15:00 mit dem Bus heimgekommen bin, hab ich behaupten können, ich hab eh in der Schule schon was gegessen und bin gleich in mein Zimmer verschwunden (hatte sowieso keinen Hunger – einziger positiver Nebeneffekt). Komischerweise kann ich gar nicht heulen ... und erzählen kann ich auch keinem, wie es mir geht. Ist sowieso besser: Selbstmitleid bringt mich auch nicht weiter und meine Gefühle interessieren eh niemanden.

Freitag, 18. Jänner

Morgen ist das Handballturnier und ich glaube ich werde hingehen! Ich verstecke mich doch nicht vor dem glücklichen Paar! Ich werde jede Menge Spaß mit Melly, Max, Nicky und Barbara haben und alles andere kann mir doch egal sein! Außerdem ziehe ich mein neues Shirt an – mit 3 Kilo weniger fühle ich mich schon viel attraktiver und selbstsicherer – ab und zu traue ich mich auch schon engere Oberteile zu tragen – es gibt auch noch andere interessante Burschen. Trotzdem, 5 Kilo will ich noch schaffen! Das wär perfekt!

Samstag, 19. Jänner

Ich muss meine Gefühle ordnen, sonst verliere ich den Verstand (vorausgesetzt ich hatte jemals einen).
Das Spiel war recht uninteressant (unsere Mannschaft hat verloren), aber als die Burschen aufs Spielfeld gekommen sind hab ich sofort feststellen müssen, dass ich leider immer noch total verliebt bin. Andi später mit Tanja zu sehen war natürlich ein Schock, aber ich hab sie beide so gut wie möglich ignoriert und mich mit den Mädels und ein paar Burschen unterhalten. Ich hab natürlich gehofft, dass er herschaut und mich sieht, ich glaube das war auch so, aber eine klare Reaktion hab ich nicht erkennen können. Dafür hab ich auf Teufel komm raus mit 2 Burschen geflirtet (Paul und Georg...oder Gregor?? So genau hab ich mich also mit ihm beschäftigt ... na toll). Ich hab gelacht, Witze gerissen, wollte extrem locker wirken, aber wenn ich jetzt darüber nachdenke, dann komme ich mir einfach nur blöd und peinlich vor; zu laut, zu schrill, zu extrem, überdreht und unnatürlich. Trotzdem, Andi hat mich natürlich nicht bemerkt. Jetzt fühle ich mich innerlich auch nicht geordneter ... ich will nur meine Ruhe haben!

Sonntag, 20. Jänner

Heute waren wir bei Bekannten eingeladen und ich hab mich dort ziemlich fadisiert. Nachdem ihr Sohn so alt wie Bernie ist, waren die Kinder wenigstens beschäftigt. Die Erwachsenenthemen sind uninteressant, viele Namen und „spannende" Geschichten aus „der guten alten Zeit" – uäh! Zuerst hab ich mich also mit einem Buch in die Ecke verdrückt, aber dann war Kaffeejause mit Torte angesagt. Eigentlich dauert die Diät ja noch bis Mittwoch und jetzt hab ich schon 3,5 Kilo geschafft, also wollte ich das fettige Essen vermeiden, aber Mutti hat gemeint das ist unhöflich und ein Tag Pause ändert auch nicht alles. Also hab ich brav die Torte gegessen und dann noch ein Stück Kuchen und hab mich dann kurz ins Gästebad verzogen (das ist eh nicht aufgefallen). Ist ganz leicht gegangen das wieder hochzukriegen. Ich hab natürlich genau aufgepasst, dass ich keine Spuren hinterlasse, das Klo ordentlich geputzt und mir so lange mit der Bürste die Hände geschrubbt, bis es nicht mehr komisch gerochen hat. Kein Problem, nix passiert.

Sonntag, 27. Jänner

Hab eine Woche ohne besondere Vorkommnisse hinter mir. Alles läuft irgendwie ... Schule, lernen, trainieren, nicht oder wenig essen, versuchen das Nachdenken zu vermeiden und mich auf die Semesterferien zu freuen, wo ich niemanden aus der Schule sehen muss. Diät ist vorbei, hab fast die 5 Kilo geschafft und bin recht zufrieden. Ansonsten versuche ich möglichst nicht aufzufallen, weil ich keine Lust auf Reden und Klatschgeschichten hab. Manchmal möchte ich einfach nur unsichtbar sein ...

Donnerstag, 31. Jänner

Na toll, da fastet man zwei Wochen wie die Blöde um mühsam 5 Kilo abzunehmen und dann hab ich nach vier Tagen schon wieder 3,5 Kilo zugenommen. Ich verstehe das nicht. Da kann ich mich ja gleich wieder auf die nächste Diät einstellen...aber ich bin ja selber Schuld. Ich hätte einfach besser aufpassen müssen und mich nicht gleich wieder voll fressen dürfen!

Der Jo-Jo-Effekt ist heute ein gängiger Begriff. Er bezeichnet den Gewichtsanstieg nach einer Diät, der oft sogar über das Gewicht vor dem Abnehmversuch hinausgeht. Verantwortlich dafür sind Veränderungen der Stoffwechselaktivitäten im Körper während der Diät. Auf reduzierte Energiezufuhr reagiert der Organismus mit Anpassung. Kalorienverbrennung und damit auch eine Gewichtsabnahme werden verlangsamt. Es wird angenommen, dass dies ein Überlebensmechanismus des Körpers ist, der sich im Laufe der Evolution aufgrund vieler Hungersnöte entwickelt hat. Die Diät wird also als Hungersnot interpretiert. Entsprechend effizienter verarbeitet der Organismus ihm zugeführte Energie. Der Grundumsatz wird gesenkt. Es dauert allerdings auch nach Beendigung des Abnehmversuches noch eine Weile, bis sich der Stoffwechsel wieder normalisiert. Entsprechend schnell werden bei normaler Nahrungszufuhr auch Energiereserven angelegt, was für eine Essgestörte die schrecklichste Konsequenz hat: Sie nimmt zu. Dieser Effekt begünstigt die Negativspirale der Essstörung. Um ihr Gewicht zu halten oder noch mehr zu reduzieren, muss sie immer rigorosere Diäten machen und immer öfter erbrechen.

Freitag, 1. Februar

Das Halbjahreszeugnis ist okay. Gejubelt haben sie nicht daheim, aber das war eh klar. So hervorragend ist mein Zeugnis nicht und gute Leistungen werden von mir sowieso erwartet. Wenn ich mir die Liste mit den vielen „Gut“ anschaue, dann hab ich irgendwie das Gefühl, das ist mein Leben. Ich bin Durchschnitt, ja, das bin ich. Zum „Sehr gut“ sein reicht es in den meisten Fällen nicht (unwichtige Nebenfächer wie Religion, Turnen oder so ausgenommen). Ich bin nirgendwo wirklich schlecht, aber nirgends richtig gut. Warum kann ich nicht wenigstens auf einem Gebiet perfekt sein? Sandra ist toll in Sport, sie führt jede Mannschaft an, Carina ist super in Französisch, alle wollen von ihr Nachhilfe kriegen, Nicky ist unglaublich beliebt, auch wenn sie nicht die besten Noten hat und Melly sieht aus wie ein Topmodel. Wahrscheinlich fehlt mir auch viel Disziplin. Vielleicht bin ich einfach zu zimperlich und gebe zu schnell auf. Ich muss härter werden und strenger mit mir sein! Am

Besten wär einfach überall Gas zu geben und sich mehr anzustrengen. Nach den Semesterferien muss ich mir auch eine Möglichkeit suchen Geld zu verdienen, dann kann ich endlich Tante Karins altes Moped kaufen (sie will 450 EUR dafür haben). Ach ja, Bernies Zeugnis ist nicht so toll (er hat sogar einen 4-er in Englisch im 2. Gym hab ich noch nicht mal einen 3-er im Zeugnis gehabt). Die Eltern überlegen, ob sie ihm Nachhilfe geben lassen sollen. Bernie ist aber irgendwie cool. Ich hab das Gefühl, Noten sind ich ihm eigentlich ziemlich egal, oder spielt er uns das nur vor? Ich glaube jedenfalls nicht, dass er dumm ist, nur faul vielleicht.
Morgen fahren wir eine Woche Schifahren. Wird wahrscheinlich eher fad, außer ich darf ein bisserl fortgehen am Abend ... melde mich nach der Ferienwoche!

Sonntag, 10. Februar

Der Urlaub war eigentlich relativ unspektakulär. Das Hotel war nett, in Pistennähe, Halbpension, ich mit Bernie im Doppelzimmer, Waage im Bad (zeigt dort 0.5 kg mehr an als bei uns – nämlich 59.5 – zuhause 59). Morgens und abends gab es Buffett ... soooo viele leckere Sachen. Ich hab mich in der Früh immer gewogen und es tatsächlich geschafft die ganze Woche unter 60 kg zu bleiben, ich hab sogar ein halbes Kilo abgenommen. Das war gar nicht so schwer, weil ich einfach, wenn ich zu viel gegessen hab oder viel ungesundes, fettes Zeug dabei war nachher das meiste wieder rausgekotzt hab. Das war aber nur drei Mal, jeweils nach dem Abendessen, damit es sich über Nacht nicht anlegt. Bernie und die Eltern haben dann gerade meistens Uno gespielt und ich hab gesagt ich will lieber aufs Zimmer was Lesen, da ist es nicht aufgefallen, wenn ich mich gleich nach dem Essen verdrückt hab. Manchmal bin ich später noch runtergekommen und hab mich wieder zu ihnen gesetzt, niemand hat was bemerkt. Man braucht viel Seife und am Besten eine Bürste, damit man den Geruch von den Fingern kriegt, ein bisserl Parfum im Bad, ein Kaugummi und es passt schon. Nachher fühlt man sich echt im wahrsten Sinne des Wortes „erleichtert" und irgendwie entspannter. Ich

hab jedenfalls besser geschlafen als mit einem vollen Bauch. Ansonsten hab ich versucht mich gesund zu ernähren (viel Obst und Gemüse) und mich viel zu bewegen ... nach dem Schifahren noch schwimmen oder Tennisspielen mit Mutti. Wer weiß, vielleicht kriege ich so noch ein paar Kilo weg, das würde mich nicht stören.
Natürlich hab ich niemanden kennen gelernt, eh klar ...
Sonst war's ganz nett, hab weniger als sonst mit Bernie gestritten und musste mich nicht mit irgendwelchen Schulkollegen, Andis oder sonstigen Geschichten beschäftigen. Das erwartet mich ab morgen wieder ... uff!

Mittwoch, 13. Februar

Heute hatten wir Untersuchung bei der Schulärztin. Ich bin ziemlich frustriert. Aufgerufen wurden wir natürlich in alphabetischer Reihenfolge und dann waren wir zu zweit oder zu dritt im Behandlungszimmer neben dem Turnsaal. Ich war gemeinsam mit Carina S. und Steffie T. dran. Zuerst muss man den Oberkörper frei machen und allein dabei hab ich mich schon fast zu Tode geniert! Die anderen Mädchen sind wirklich viel weiter entwickelt als ich. Mein Busen hat überhaupt keine schöne Form, er hängt so komisch auseinander und erinnert mich mehr an zwei misslungene kleine T(r)opfengolatschen, als an knackige Äpfel. Mein Hintern hat jetzt schon Dellen und passt überhaupt nicht zu meinen Beinen und obwohl ich den Bauch so fest wie möglich eingezogen hab, ist er nicht verschwunden. Wir sind gewogen worden und die Arztwaage hat 61 kg angezeigt, na toll, jetzt bin ich schon wieder so fett. Die anderen beiden Mädels haben ja nicht mal ein Gramm Fett, Carina hat 58 kg (bei 175cm) und Steffie 56,5 (bei 171) und alles passt zusammen! Die Ärztin sagt, meine Haltung ist okay und sonst hat medizinisch gesehen offensichtlich auch alles gepasst, aber ich fühle mich trotzdem total mies! Ich hab auch das Gefühl gehabt Carina und Steffie haben mich ein bisschen mitleidig angeschaut. Ich hab mir gedacht „Angriff ist die beste Verteidigung“ und irgendwelche blöden Witze über mich selbst gemacht à la „Ich hab mir sicherheitshalber ein paar Reserven angelegt, falls eine Hungersnot ausbricht. Mehr Molligmodels braucht das Land. Bei Picasso heißt so ein Gebilde ‚Kunst'." usw., das hat ihnen glaube ich gefallen. Zuhause hab ich mich dann vor den Spiegel gestellt und ich muss sagen: Mein Körper ist hässlich. Ich bin hässlich!

Samstag, 16. Februar

Was für ein Schock! Karins Eltern lassen sich scheiden. Ihr Vater hat eine Affäre, noch dazu mit einer Frau, die mit der Familie seit Jahren befreundet war. Ihre Mutter hat die beiden sogar in flagranti erwischt und jetzt werden sich die beiden trennen. Karin tut mir so leid und ich komme mir mit meinen mickrigen Problemen plötzlich so dumm vor. Wo bin ich nur mit meinen Gedanken? Immerhin sitze ich doch neben ihr und hab bis heute nichts bemerkt. Die ganze Sache ist schon vor einer Woche passiert und bis heute ist mir nicht aufgefallen, wie schlecht es Karin wirklich geht, ich bin so unsensibel. Überhaupt war es nur Zufall, dass die ganze Sache herausgekommen ist. Es ging in Religion um Ehe und Partnerschaft (da hat eigentlich sowieso niemand aufgepasst) und dann hat Alex gemeint ihre Eltern feiern nächstes Jahr schon ihre silberne Hochzeit, daraufhin hat Karin zu weinen begonnen und ist raus aufs Klo gerannt, ich kurz darauf hinterher (das war naheliegend, immerhin sind wir doch schon ganz gute Freundinnen geworden und die anderen Mädels haben relativ wenig mit ihr zu tun), dann hat sie mir alles erzählt. Ich hab gesagt, dass ich für sie da sein will, wenn sie mich lässt, dass sie keine Schuld trifft (sie macht sich selbst ziemliche Vorwürfe) und dass sie es schaffen wird, das durchzustehen, aber sie hat gemeint, ich verstehe das nicht, weil ich selbst nicht in dieser Situation bin oder war. Meine eigenen Worte kommen mir hohl und leer vor, blöde Floskeln, blöde Sprüche! Wann haben Sätze wie „Morgen scheint wieder die Sonne!, Die Zeit heilt alle Wunden!, Lasse den Kopf nicht hängen!" jemals irgendjemandem geholfen?
In Wahrheit muss ich das alles auch erst mal verdauen. Warum machen Eltern so was? Wieso wollen Erwachsene immer, dass ihre Kinder verantwortungsvoll, ehrlich, brav, lieb, höflich, zuverlässig usw. usw. sind

und dabei können sie sich nicht mal an ihre eigenen Versprechen halten. Das ist so feig, so gemein, so widerlich. Andererseits frage ich mich, ob ich es jemals besser machen werde, wo ich doch nicht mal gemerkt hab, was los ist. Ich komme mir irgendwie scheinheilig vor. Wenn ich Mitgefühl zeigen will, muss ich wirklich mitfühlen und das tut verdammt weh. Ich hab versucht Mutti und Vati davon zu erzählen – tragische Geschichte, unangenehm aber „deren Sache“, man mischt sich nicht in fremde Angelegenheiten. Wenn ich Karins Freundin sein will, und das will ich, dann sind ihre Probleme auch meine Probleme verdammt noch mal. Man kann nicht dadurch helfen, dass man wegschaut!

Montag, 18. Februar

Ich hab ein mühsames Wochenende hinter mir. Sonntags Ausflug mit den Eltern, wir spielen wieder die glückliche Familie, ich spiele meine Rolle mit, sonst gibt's nur unnötige Diskussionen darüber, dass ich allen anderen mit meiner unverständlich miesen Laune den Tag verderbe. Abends hab ich versucht für den Geschichte-Test zu lernen, aber ich hab dauernd an Karin gedacht. Also hab ich mich schlussendlich zum Fernseher gesetzt und ihr ein Freundschaftsband geknüpft. Heute in der Schule wollte ich es ihr geben, aber sie war recht abweisend zu mir und hat gemeint sie will mein Mitleid nicht, dabei wollte ich ihr nur eine Freude machen. Ich weiß nicht genau wie ich mich verhalten soll, wie ich ihr vermitteln kann, dass es mir nicht um Sensationsgier geht. Nach der Schule war ich mit den anderen Mädels noch im Café und wir haben beschlossen gemeinsam was zu unternehmen. Melly gibt am Samstag eine Faschingsparty (leider wird Andi wahrscheinlich auch dort sein) und da sind alle eingeladen, das lenkt Karin vielleicht ein bisschen ab und ein Mädchenkinoabend ist nächste Woche auch geplant, da nehmen wir sie einfach mit. Hoffentlich klappt das. Wir haben auch überlegt, ob ich sie irgendwie in der Schule entlasten kann, aber wenn ich die Lehrer bitte sie etwas zu schonen könnte sie das vielleicht auch falsch verstehen. Ich glaube, ich lasse das lieber. Obwohl ich wünschte, ich könnte mehr tun, zeigen, dass ich mich einsetze und stark sein kann, für sie.

Mittwoch, 20. Februar

Vati nervt, dass ich mich endlich für einen Ferienjob bewerben soll, sonst sind alle Praktika schon vergeben. Aber erstens, wofür soll ich mich bewerben und zweitens interessiert mich das momentan gar nicht. Ich hab Stress genug! Ich wollte am Samstag als „Punk“ auf die Party, aber meine zerrissenen Jeans, die ich extra dafür aufgehoben hab, passen nicht, ich kriege sie nicht zu, Scheiße, in 3 Tagen kann ich nie 3 Kilo abnehmen ... ich hab schon wieder nicht genug aufgepasst, so was darf einfach nicht passieren! Mutti meinte ich soll als Katze gehen, als Katze, schwarze Leggins, schwarzes Shirt mit Schweif dran und lustig geschminkt!
Ich fasse es nicht, dass sie mir ernsthaft so einen Vorschlag macht! Das ist doch keine Kinderfaschingsfeier – ja genau, ich könnte doch als Prinzessin gehen, mit einem kleinen Krönchen und einem lustigen Glitzerkleidchen ... waaaahhhhh! Die anderen Jeans darf ich jedenfalls nicht zerschneiden – „Das kommt überhaupt nicht in Frage, dass du die guten Sachen kaputt machst!“. Also, was nun? Ich glaube, ich gehe gar nicht hin!

Sonntag, 24. Februar

Hab einen wirklich interessanten Abend hinter mir! Der Reihe nach: Zuerst mal hab ich mich kostümtechnisch für die 80-er Jahre entschieden, schwarze Leggins, darüber einen riesigen alten Strickschlabberpulli von Mutti (mit weitem Ausschnitt, der schräg über eine Schulter hängt, sieht gut aus – eine Schulter frei, Bauch verdeckt), drunter ein knallrotes Trägershirt.
Neonfarbene, geringelte (Schi-)Socken über die Leggins, Turnschuhe, viele bunte Armreifen (in Muttis Ramschkiste gefunden), gestreiftes Stoffband als Haarreifenersatz, eine Haarsträhne blau angesprayed. Mutti hat mir beim Make-up geholfen, nicht zu schrill, aber auch nicht zu dezent (bisserl farbig, aber noch recht natürlich).
Der Abend war ein einziger Spießrutenlauf ... so viele Eindrücke, Blicke, Menschen, Situationen und ich hab versucht in jeder gut zu agieren bzw.

zu parieren, ich befürchte aber, es ist mir nicht immer gelungen. Ich hab versucht, guten Smalltalk zu betreiben, lässig entspannt zu wirken, zu flirten usw. Dabei hatte ich wieder den Eindruck, dass ich zu laut lache, zu schrill klinge, zu übertrieben auf die Geschichten anderer reagiere, alles in allem irgendwie komisch. Aber wenn ich das Gefühl hab beobachtet zu werden, denke ich immer ich MUSS jetzt irgendwas machen, damit ich nicht langweilig wirke, aber was dann rauskommt ist meistens trotzdem peinlich. Nebenbei hab ich noch mitgekriegt, wie Carina ihren Freund, der nicht auf der Party war, betrogen hat (mit irgendeinem Typ wild schmusend neben dem Klo), was ich absolut arg finde. Außerdem waren ein paar Burschen sehr betrunken, sie haben auch ein Mädchen systematisch mit Getränken versorgt, bis sie so hinüber war, dass sie sich zuerst auf der Tanzfläche ausziehen wollte und dann auf dem Weg zum Klo alles vollgekotzt hat. Ich hab fast nichts getrunken, weil ich nicht will, dass mir so ein Kontrollverlust passiert, das wäre mir ewig peinlich!
Andi ist erst spät aufgetaucht – kein Kommentar!

Dienstag, 26. Februar

Mit Karin wird's besser. Wir reden zwar nicht über ihre Eltern oder wie es ihr geht, aber immerhin quatschen wir sonst über alles Mögliche und vielleicht könnten wir wirklich Freunde werden.

Donnerstag, 28. Februar

Heute nach dem Turnen wollten alle zu Mc Donald's gehen. Ich war nicht so begeistert, wegen der fetten Burger und Pommes. Ich wollte einen Salat essen, aber da haben die Mädels nur gemeint ich soll mich nicht so blöd anstellen, immerhin haben wir gerade trainiert. Also habe ich mir einen Mc Bacon und kleine Pommes reingestellt. Einerseits war das total lecker, andererseits geht das natürlich gar nicht. In meiner Gier hab ich dann sogar noch zwei Chicken Mc Nuggetts von der Melly gegessen. „Ich kann nicht mehr" hat sie gesagt ... ha ... ich kann schon, weil ich ein unmäßiges Schwein bin. Aber Gott sei Dank kann ich mich ja regulieren. Ich hab nachher gleich alles wieder rausgekotzt, aber ich glaube ich hatte zu wenig getrunken, jedenfalls war es sehr anstrengend und das Cola kam hauptsächlich durch die Nase. Normalerweise kotze ich ja eh nur das Abendessen oder die Süßigkeiten, aber in dem Fall war mir das echt zu viel. Ein bisserl schade ist es ums Geld, aber immerhin hatte ich endlich mal wieder Pommes ohne Reue; ☺ Jetzt ist mir ein bisserl schwindelig, aber das vergeht schon wieder. Keiner hat was bemerkt!

Mittwoch, 7. März

Ich weiß, ich hab ein bisschen länger nicht geschrieben, aber ich hab momentan so einen Stress in der Schule, mit dem Training, der Theatergruppe, und und und ... aber es ist eh besser, wenn ich viel zu tun hab. Wenn ich mich nämlich ausruhen will, dann muss ich immer ans Essen denken und stopfe sofort wieder irgendeinen Mist in mich hinein.

Mutti kocht immer Sachen, die vor Fett triefen und stellt mir riesige Portionen hin, dann noch Kuchen und ein paar Stunden später gibt es schon wieder was zu Essen. Wie soll ich da eine Bikinifigur zustande bringen? Ich hab nicht mehr viel Zeit bis zur Badesaison. Sicher liegt es daran, dass ich nicht genug Disziplin hab und immer schwach werde. Außerdem krieg ich zu den unmöglichsten Zeiten Heißhunger, meistens nach ungesundem Zeug und kann dann nicht aufhören, dann wird alles zu viel und ich renne wieder aufs Klo.

Dafür hab ich eine neue Technik entwickelt. Ich drehe aus Klopapier ein längliches Würschtl, damit kommt man besser in den Hals und kriegt schneller den Würgereflex. Außerdem patzt man sich nicht die Pulloverärmel an und es trieft auch nicht so viel auf die Hand, dann muss man nicht so lange daran herumbürsten, bis man nichts mehr riecht.

Samstag, 9. März

Scheiße, heute hätte mich fast Tante Gerlinde erwischt, das war knapp und sehr peinlich: Wieder ein blödes Familienmittagessen im Gasthaus und ich hab mir natürlich nicht verkneifen können ein Schnitzel zu fressen. Gleich danach hätte ich mich in den Hintern beißen können. Dafür muss ich wieder 8 Stunden trainieren und das zahlt sich echt nicht aus, also hab ich mir noch eine Torte bestellt und die restlichen Spagetti von Bernie aufgegessen, weil's eh schon egal war, und bin mit einem sehr vollen Bauch aufs Klo. Leider waren dort die Kabinen oben und unten offen, das heißt man hört jedes Geräusch aus dem Nachbarklo. Zuerst waren beide Kabinen besetzt und dann kommt noch Tante Gerlinde rein. Sie labert mich nieder während wir beide warten, dass sie so gern noch mal 16 wär und dass ich die Zeit genießen soll, weil so eine unbeschwerte Zeit nie wieder kommt ... blablabla ... Endlich war eine Kabine frei, ich hinein, aber dann ist es schwierig geworden. Tante Gerlinde ist kurz nach mir ins Nebenklo und hat von dort rübergeredet und gemeint, sie wartet dann auf mich – „Wie die Mädels in der Schule, die gehen auch immer gemeinsam aufs Klo" – haha. Ich hab grad versucht leise zu kotzen, aber mir ist ein Spagetti in die Luftröhre gekommen und ich hab plötzlich total husten müssen. Ich hab Tante Gerlinde gesagt, dass ich mich nur verschluckt hab und dass sie nicht warten braucht, weil ich eine „große Sitzung" hab. Leider hat es eine ganze Zeit gedauert, bis ich endlich allein im WC war und alles rauswürgen konnte. Das war ein ziemlicher Stress. Ich muss mir dringend ein paar Tricks überlegen, damit so was nicht noch mal passiert.

Samstag, 16. März

Juhuuu – ein neuer Rekord! Ich hab heute das erste Mal 56 Kilo auf die Waage gebracht! Wahrscheinlich liegt es daran, dass ich konsequent darauf achte, abends vor dem Schlafengehen nichts mehr im Magen zu haben. Daheim ist es mit dem Kotzen sowieso meistens kein Problem, weil wir ja eh zwei Klos haben und ich aufpasse, dass niemandem was auffällt. Der Geruch ist zwar manchmal ein Problem, aber im Notfall

putze ich den unteren Klorand mit ein bisserl Flüssigseife und lasse die Lüftung länger laufen.
PS: Hab ein Kompliment von der Theaterspielleiterin bekommen: „Das Kostüm für die Aufführung im April müssen wir wohl enger machen, du hast ganz schön abgenommen!" – Juhuuu!

Mittwoch, 20 März

Memo an mich: auf die hellen Anziehsachen aufpassen – es kann was hoch spritzen – besonders bei den Klos, die keine „Ansichtsplattform" haben, also wo gleich alles ins Wasser fällt und nicht dekorativ auf einem „Plateau" liegen bleibt – sehr interessantes Thema...uäh! Jedenfalls hab ich gestern ein weißes Leiberl angehabt und musste schnell ein bisserl Lasagne „zurückholen" (war mit Melly und Nicky nach der Schule beim Italiener und wusste nicht, dass es dort nur so „Plumpsklos" gibt). Der erste große Klumpen ist ins Wasser geplumpst und es ist gleich was von der Lasagnesauce mitten auf mein Leiberl zurückgespritzt. Ich hab es natürlich nicht rausgekriegt mit der Seife vom Waschraum und außerdem war mein Leiberl ganz nass. So eine Sauerei! So ein Stress! Gott sei Dank hab ich noch eine Weste dabei gehabt, die ich mir vor dem Kotzen ausgezogen hab (eigentlich wegen der langen Ärmel). Die hab ich dann einfach drüber gezogen und den restlichen Tag angehabt. So hat niemand was bemerkt. In Zukunft wird es aber besser sein, ich ziehe mein Oberteil aus, bevor mir so was noch mal passiert!
Brauche mehr Taschengeld, Essen gehen ist teuer!

Freitag, 22. März

Heute haben wir die Deutsch- und die Mathematik-Schularbeit zurückgekriegt; ein Einser und ein Zweier. Sandra hat einen Fünfer in Deutsch und einen Vierer in Mathe und hat ganz schnippisch gefragt, was ich denn hab. Ich hab mich total zurückgehalten, weil beide Schularbeiten eher schlecht ausgefallen sind und ich mich nicht aufspielen wollte. Also hab ich gesagt „nichts Besonderes“. Darauf hat Sandra gemeint, ich bin so arrogant und eingebildet, dass ich mich nicht mal mehr über einen Zweier freuen kann und ich mache mich über alle lustig, für die es schon „was Besonderes“ ist, wenn sie eine positive Note haben. Dann hat sie zu weinen begonnen, Nicky und Melly haben sie getröstet und mich kopfschüttelnd angeschaut. Verdammt, wie soll ich es ihr denn recht machen? Wie soll ich es überhaupt jemandem recht machen? Ich möchte schon gut sein in dem was ich tue und Ziele erreichen, aber dabei wird man nicht unterstützt oder dafür gelobt, man wird beneidet und manchmal sogar geschnitten. Alles ist ein Wettkampf und man kämpft allein. Ich will aber nicht allein sein! Ich will dazu gehören! Alle sollen erfolgreich und zufrieden sein, wir freuen uns miteinander, niemand wird mit einem anderen verglichen, nicht wenn es um Leistung oder Aussehen geht ... willkommen in Utopia liebe Lilly!

Samstag, 23. März

Ich hoffe, die nächste Woche wird besser als diese mistige! Heute hätte ich mich eigentlich nur entspannen wollen und die Zeichen standen dafür besonders gut! Die Eltern haben mit Berni einen Ausflug ins technische Museum für Kinder gemacht...viel zu langweilig für mich und außerdem hab ich gesagt, dass ich noch für die Latein-Schularbeit nächste Woche lernen muss. Um 11 waren sie endlich weg und ich hab mich vor den Fernseher gepflanzt und durchgezapped. Leider hab ich schon nach einer halben Stunde Hunger gekriegt, aber beim Fernsehen isst man sowieso nur aus Langeweile, also hab ich versucht zu lernen, dann zu lesen. Es hat irgendwie nicht funktioniert. Ich konnte mich einfach nicht konzentrieren. Um halb 1 hab ich dann mal den Kühlschrank nach was Essbarem untersucht und lauter Reste der Woche entdeckt, die sowieso niemand mehr essen will. In der Speisekammer war auch noch ein Haufen Zeug. Wer soll das denn alles essen? Jedenfalls hab ich es dann nicht mehr ausgehalten und einen kleinen Teller Nudelauflauf von Mittwoch gegessen, das war genau zu wenig

für zwei und zu viel für eine Portion, also hab ich ihn dann ganz verputzt. Dann hab ich von jeder Sorte Wurst 2 Scheiben genommen, damit es nicht auffällt, wenn sie fehlen, gleichzeitig hab ich mir ein paar Nudeln gekocht (davon haben wir sowieso 5 Packungen) und ein Dosensugo drübergekippt – Memo an mich: Nudeln und Sugo besorgen und bis die fertig waren in der Zwischenzeit zwei alte Weckerl mit Butter und Marmelade gemampft. Ein paar Essiggurken waren auch noch da und zum Drüberstreuen hab ich dann aus den offenen Gummibärchenpackungen je eine Hand voll gegessen und zwei Rippen Kochschokolade (die verwendet Mutti sowieso nie). Ich hab nebenbei ferngesehen und dann war mein Bauch so voll, dass ich es fast nicht mehr zur Toilette geschafft hätte. Hab mich im Vorzimmer in den Spiegel geschaut – hab ausgesehen wie eine Schwangere (noch mehr als sonst). Ich glaube es ist alles hoch gekommen, bin mir aber nicht sicher, was die ersten Nudeln betrifft – das Ganze hat fast eine Dreiviertelstunde gedauert. Hab auch nebenbei Wasser getrunken, hoffentlich hat das nicht zu viel durchgespült, aber es muss sich mischen, sonst setzt sich das ganze Essen im Magen ab.
Nach der Fressorgie war ich total müde und fertig (wie nach dem Sport) und hab mal eine Stunde geschlafen und nach dem Aufwachen noch eine Stunde gelernt, also eine friedliche Zeit genossen.
Trotzdem fühle ich mich jetzt nicht so gut. Hat Spaß gemacht, aber irgendwie ist das nicht richtig. Hab besonders aufgepasst alles ordentlich wegzuräumen, abzuwaschen (wegen verdächtigem Geschirr in der Spülmaschine) und mir schon vorher zu überlegen, was ich Mutti sage, bezüglich meiner Tagesverpflegung. So viel Stress ... ich glaube, das mache ich nicht mehr. Oder ich kaufe mir meine Sachen selber ein und lasse sie im Zimmer, damit ich nicht so blöde Ausreden und Tricks erfinden muss. Jedenfalls hab ich nicht genug gelernt, Bernie und die Eltern waren sogar noch auf einem Flohmarkt, das hab ich jetzt wieder verpasst, na toll und weil ich über dem ganzen Tag"ess"programm vergessen hab die Wäsche aufzuhängen und die Zeitungen zu entsorgen, darf ich heute nicht mal fortgehen. Super – ein Abend mit „Wetten dass", der Familie und dir „liebes Tagebuch". Wenigstens mussten wir

nichts mehr essen, weil die anderen unterwegs beim Mc Donald's waren. Zumindest das hab ich mir erspart.

PS: Besonders wichtig: Nach dem Erbrechen viel trinken, damit man nicht gleich wieder Hunger kriegt.

Essanfälle

Bedingungen, die erste Heißhungeranfälle zu begünstigen scheinen, sind das Alleinsein zu Hause, besonders nach dem Unterricht bzw. der Arbeit. Die bevorzugte Zeit ist der späte Nachmittag oder Abend. Essanfälle können unvorhergesehen oder geplant passieren. Auslöser sind selten Hungergefühle. Eher führen als unangenehm empfundene Gefühle wie Nervosität, Einsamkeit, Traurigkeit, Langeweile, unterdrückter Ärger oder Wut zu solchen Essanfällen. Von den Betroffenen selbst werden die Essattacken häufig „Fressanfälle" genannt. Sie empfinden diesen Ausdruck als zutreffender.

Die Dauer eines Heißhungeranfalls kann einige Minuten bis zwei Stunden betragen. Innerhalb dieser Zeit werden große Mengen an Nahrung (1.000–15.000 Kcal) „verschlungen". Dabei haben viele Bulimikerinnen, besonders wenn sie von einer Heißhungerattacke überrascht werden, das Gefühl die Kontrolle über ihr eigenes Essverhalten gänzlich zu verlieren. Sie erleben sich als gierige, unbeherrschte Monster. Lebensmittel müssen schnell und ohne großen Zubereitungsaufwand verfügbar sein. Dazu werden große Mengen an Flüssigkeit benötigt, um das anschließende Erbrechen zu erleichtern. Mit der Zeit entwickelt sich der „Fressanfall" zum Ritual, das einem gewohnten Ablauf folgt. Die Nahrungsmittel werden in bestimmter Reihenfolge verzehrt („gesunde" zuerst, „schwere, verbotene" zum Schluss). Auf ein Sättigungsgefühl wird nicht geachtet, oft wird gegessen, bis das gesamte Fassungsvermögen des Magens erreicht ist („ich platze gleich!"). Die Angst erwischt zu werden und die Anspannung vor dem Essanfall, weicht einer kurzfristigen Erleichterung aber auch schlechtem Gewissen nach dem Erbrechen. Die gesundheitlichen Beeinträchtigungen aufgrund von Essanfällen sind: Übelkeit, Schwindel, Kopfschmerzen, akute Magenerweiterung.

Dienstag, 26. März

Miese Probe am Nachmittag. Ich befürchte die Aufführung wird nicht gut und ich werde mich total blamieren. Aber das ist wohl egal, weil eh niemand zuschauen kommt. Melly und Sandra sind immer noch irgendwie böse auf mich und Nicky möchte sich auf keine Seite schlagen.
Ich glaube, wir brauchen eine neue Waage. Ich wiege mich jetzt vor und nach dem Essen, nachdem ich am Klo war, in der Früh und am Abend. Aber manchmal zeigt die Waage nach dem Essen gleich viel an wie davor, dabei kann das doch gar nicht möglich sein, wenn ich was in meinen Bauch gefüllt hab – ungenaues Klumpert. Mutti will keine Neue kaufen. Sie sagt, man muss 1 ½ Kilo dazurechnen. Das heißt, ich hab gar nicht 56 Kilo sondern 57 ½! So ein Scheiß! Bis zur Aufführung will ich 55 haben. Dann schaue ich neben Carina nicht so fett aus. Sie macht täglich 100 Situps – hat sie gesagt. So einen tollen, flachen Bauch werde ich nie kriegen. Muss mehr Sport betreiben.

Donnerstag, 28. März

Latein-Schularbeit war okay, obwohl ich fast nichts gelernt hab. Kann mich in letzter Zeit so schwer konzentrieren. Hab in der Schule Zettel ausgehängt – „gebe Nachhilfeunterricht" – für Unterstufenschüler. Hoffentlich meldet sich wer. Ich brauche unbedingt das Moped von Karin, aber mir fehlen noch 200 Euro.
Wir verbringen das Wochenende bei Omi – die Eltern müssen sich von uns „erholen" – die fahren in die Therme und lassen es sich gut gehen. Und wir „Kinder" „dürfen" bei Omi bleiben, als ob ich nicht schon längst auf mich selbst aufpassen könnte.
Die Mädels gehen am Samstag ins Kino und dann noch „was trinken". Vielleicht lässt mich Omi mitgehen. Ist in der Stadt, kann zu Fuß gehen und sie hat Bernie eh lieber als mich.
Habe einen neuen Essplan: Essen genau nach Kalorien berechnen (max. 1000) und mit genauen Kalorienverbrauchsrechungen von Sportaktivitäten ausgleichen. Hat heute schon wunderbar geklappt:

Apfel	ca. 80 Kcal.	1 ½ h Schulturnen	ca. 250 Kcal.
Milchkaffee ohne Zucker	ca. 60 Kcal.	½ h Joggen	ca. 150 Kcal.
3 Reiskekse	ca. 100 Kcal.		
1 Karotte	ca. 50 Kcal.		
2 Schokokekse	ca. 200 Kcal		
(nächstes Mal einsparen!!)			
1 Trinkjoghurt	ca. 300 Kcal.		
1 Teller Suppe	ca. 250 Kcall.		
1 Stück Brot	ca. 100 Kcal.		
Summe	1140 Kcal		400 Kcal

Fühle mich gut und diszipliniert – war ein starker Tag – nur 740 Kcal „Gewinn" – wenn ich das länger durchhalte, schaffe ich bald mein Traumgewicht – 54 Kilo.
PS: Hab Kaugummis nicht mitgerechnet, nur zur Erinnerung.

Sonntag, 31. März

Mir ist so schlecht. Das ist schlecht, aber andererseits auch wieder gut, weil ich keinen Hunger hab. Es ist jetzt 3 Uhr nachmittags. In spätestens 2 Stunden kommen die Eltern nach Hause und dann sollte ich wieder fit sein... ich fühle mich gar nicht gut, nein, nein.
Also der Reihe nach. Ich durfte abends ins „Drauf & Dran", das ist ein Lokal, in dem sich junge Leute treffen, recht cool aber nicht zu versifft. Barbara und Nicky waren auch dort, wir haben uns ein bisschen nach Burschen umgesehen und weiße Spritzer getrunken. Dann haben uns zwei Burschen Tequillas spendiert – es waren eh nur drei, aber weil ich das Abendessen von Omi (Specklinsen uäh) vorher hoch gewürgt hab und mein Magen leer war, sind die ziemlich eingefahren. Mir war plötzlich total schwindlig und ich hab lauter Unsinn gemacht. Ich glaube, ich trink keinen Alkohol mehr. Da wird man total peinlich und verliert die Kontrolle und außerdem besteht Alkohol eh nur aus sinnlosen Kalorien. Jedenfalls hab ich dann ziemlich viel geredet und den Mädels gesagt, dass ich sie so gern hab und dass ich gerne ihre Freundin sein will ... meine Güte hab ich mich angebiedert. Mit den fremden Burschen hab ich auch ziemlich ungeschickt geflirtet und sogar getanzt, die müssen

sich was von mir denken, hoffentlich treffe ich die nicht mehr wieder. Gott sei Dank bin ich noch pünktlich und gut heimgekommen (Mitternacht), aber im Bett hat sich dann alles gedreht und kotzen ging irgendwie nicht, das war alles so scharf und gar nicht viel. Omi hat nichts bemerkt (viel Kaugummi und Zähneputzen), aber jetzt muss ich schleunigst wieder fit werden. Mutti merkt leicht, wenn was nicht stimmt und so eine Aktion wie gestern würde ihr nicht gefallen ...
Alkohol hat einen Vorteil, man hat am nächsten Tag Durchfall. Ein guter Nebeneffekt; war nämlich schon ein paar Tage nicht am Klo. Morgen wieder in die Schule. Was Nicky und Barbara jetzt wohl über mich denken?
PS: 22:00 Niemand hat was bemerkt. Mutti hat sich nur beschwert, dass mein Gewand so verraucht ist und gefragt, ob ich eh nicht rauche – musste nicht lügen ;-)

Mittwoch, 3. April

Wir haben momentan so viele Hausaufgaben auf, dass ich gar nicht weiß, wo ich anfangen soll. Dazu das Training, die Endproben und und und... das ist doch alles zum Kotzen. Apropos ...wenigstens was das betrifft, hab ich alles im Griff. Ungesunde Sachen werden entweder nicht gegessen oder sofort wieder entfernt. Hab schon ein ganz gutes System entwickelt, wie ich mich mit ein paar kleinen Sätzen unauffällig zurückziehen kann, ohne dass jemand etwas mitkriegt. In der Früh (betrifft eh nur das Wochenende, weil ich unter der Woche ja nicht frühstücke) sage ich, dass ich noch mein Bett machen und Zähne putzen muss. Mittags muss ich dringend aufs Klo „Wenn oben was reinkommt, muss unten wieder was raus", dabei über den schlechten Scherz lachen – nachher unbedingt erwähnen, dass lieber niemand auf dieses Klo gehen sollte – Nase theatralisch zuhalten (nur zur Sicherheit, wenn das Klo nach dem Kotzen noch nach Speibe stinkt). Abends bin ich müde, muss noch was lernen oder lesen. Nachher lasse ich mich meistens noch mal blicken, damit niemand auf die Idee kommt nach mir zu suchen oder mich später überrascht, wenn ich lieber meine Ruhe haben möchte. Wichtig ist, dass man sich nicht zu oft wiederholt, damit es nicht zu auffällig wird. Wenn jemand ruft, während man am Klo ist, nur nicht die Panik kriegen und ruhig antworten, dass „gut Ding Weile braucht" – dabei ein bisserl lachen. Keinerlei Würgeaktionen, während jemand am Klo vorbeigeht oder davor steht und wartet („das dürfte noch ein bisserl länger dauern, tut mir leid"). Wenn jemand fragt, warum es so lange gedauert hat, ein bisserl über Verdauungsprobleme reden, Farbe, Konsistenz, etc, dann interessiert es eh gleich keinen mehr. ☺ So, jetzt muss ich aber wirklich weiterlernen – Geschichte – die Römer haben sich bei ihren Orgien früher auch schon Gänsefedern in den Hals gesteckt, wenn sie zu viel gegessen haben um das, was zu viel war loszuwerden und dann in Ruhe weiter essen zu können. Ich hab also nix Neues erfunden ... interessant.

Freitag, 5. April

Update was die Mädels betrifft: momentan läuft es ganz gut, vor allem wenn wir gemeinsam für die Schularbeiten lernen. Ich kenne mich meistens aus und kann es ihnen erklären ... es ist schön gebraucht zu werden.
Mutti sagt, ich bin in letzter Zeit viel verträglicher und nicht mehr so zickig – wahrscheinlich, weil ich jetzt immer ihren Schweinsbraten aufesse und mich nicht mehr so gegen ihre Ratschläge wehre ... ich kann ja trotzdem machen was ich will, solange es niemandem auffällt.
Geschichte war nicht schwer, aber für Geographie morgen hab ich so gut wie nix gelernt, da muss ich irgendwie schummeln ...
PS: Schlafe in letzter Zeit ziemlich schlecht und träume lauter Mist zusammen.

Samstag, 6. April

Heute war wieder Familientag. Tante Helga, mit den Cousinen Gerda und Ingrid. Sie kommen nur selten zu uns und deshalb ist es immer „etwas Besonderes". Gerda ist ein halbes Jahr älter als ich und Ingrid vier Jahre jünger. Beide sind ziemlich dick. Sie haben ordentlich viel gegessen und Vati hat ein paar blöde Bemerkungen gemacht wie „na ihr wachst ja noch“ (dabei zweideutig zwinkernd gelacht) und Bernie hat komische Grimassen gemacht und die Backen dick aufgepustet, wenn die beiden nicht hergeschaut haben. Später hab ich mit Gerda geredet. Sie hat gemeint sie ist das schon gewöhnt, aber es tut trotzdem weh. Sie hat gesagt sie hört oft blöde Sprüche. Ich hab versucht sie aufzumuntern und ihr gesagt, dass der Charakter das Wichtigste ist und dass es gar nicht so schlimm ist, aber insgeheim bin ich so froh, dass ich nicht so dick bin. Ingrid ist ganz anders. Sie ist gleich ganz aggressiv geworden und hat mit Bernie zu raufen begonnen, als er hinter ihr komische Geräusche gemacht hat (stampfen usw.). Das war schon ziemlich seltsam, aber später ist es noch schräger geworden. Beim Nachhausefahren haben Vati und Mutti dann noch mehr gelästert und gemeint wie man sich nur so „gehen lassen“ kann. Kinder brauchen Disziplin, damit sie sich nicht so gehen lassen und Ingrid hat ja gar keine Erziehung ... der arme Bernie. Vati hat gemeint ich muss auch gut aufpassen, weil ich eine schlechte Veranlagung hab, was das betrifft und eine gute Verwerterin bin (will heißen ich komme mit wenig lang aus ... na toll). Ich war gleich doppelt schockiert. Wie kann man nur so über die Fehler von anderen Menschen lästern. Nur weil jemand dick ist, ist er doch noch lange kein schlechter Mensch, oder? Ich hab versucht ein bisserl was dagegen zu sagen, aber es hat irgendwie nichts gebracht. Dicke Menschen sind einfach irgendwie grausig, da schwabbelt das Fett, sie bewegen sich nicht schnell und sind faul. Blöde Vorurteile! Aber wer glaubt was anderes, wenn er so was sieht? Tante Helga hat gemeint sie haben schlechte Gene, aber auch wenn das stimmt, was nützt es den Mädchen? Ich muss mich wirklich anstrengen, damit ich nicht auffalle und selbst blöde Meldungen kassiere, ich hab nun wirklich nicht den perfekten Körper. Gott sei Dank kann ich meine Speckrollen in letzter Zeit besser kaschieren – schwarz macht schlanker. Aber jetzt weiß ich wenigstens, was die Leute denken...man muss sehr vorsichtig sein. Sie sagen einem nur die Hälfte ins Gesicht. Aber was sie denken oder hinter deinem Rücken sagen, ist noch viel schlimmer. Aber bin ich selber besser? Ich hab Gerda auch

nicht gesagt was ich denke, ich hab ihr sogar vorgelogen, dass es nicht so schlimm ist, dabei hab ich es eigentlich wirklich arg gefunden. Ich fühle mich nicht gut bei der ganzen Sache. Wie soll ich in Zukunft ohne zu lügen, meine Meinung sagen und dabei jemand anderen nicht verletzen? Darüber muss ich erst mal nachdenken ... eigentlich keine Zeit, Montag Mathe-Schularbeit, Klavier, Dienstag Generalprobe für die Theateraufführung am Freitag. Wird eine anstrengende, aufregende Woche.
Hab aus Protest gegen Vati und aus Solidarität mit Gerda auch mein ganzes Schnitzel aufgegessen, weiß ja keiner, dass ich nachher wieder das meiste gespieben hab.

Dienstag, 9. April

Mathe-Schularbeit gestern und Probe heute gut gelaufen. Hab gestern und heute Obsttage eingelegt – gestern ohne Problem, heute alles außer Obst wieder rausgekotzt. Trotzdem Halsweh, wahrscheinlich wegen Orange (sehr sauer wenn schon weiter verdaut – merken!).
Am Freitag ist die Aufführung, was ist, wenn ich mich blamiere, mich alle auslachen? Ich bin schon total nervös. Gerhard von der Theatergruppe hat mir heute eine Zigarette angeboten, damit ich ein bisserl entspannter werde, aber davon ist mir nur schwindelig geworden. Ich glaube, das lasse ich lieber, obwohl es ja heißt Rauchen vermindert das Hungergefühl. Naja, meine Methode ist ja auch nicht uneffizient.

Donnerstag, 11. April

Morgengewicht: 54,5 kg! Ich hab es fast geschafft! Für die Vorstellung morgen wird das okay sein. Nur keine Fehler jetzt, dann kann ich mich morgen wirklich auf der Bühne zeigen.
PS: Auch nicht zu viel trinken, das schwemmt mich so auf.

Samstag, 13. April

Gestern war DIE Aufführung. Es waren wirklich viele Leute da und ich hab auch super ins Kostüm gepasst (es musste wirklich geändert wer-

den), leider war es oben etwas eng und ich hab noch nicht genug Busen, aber wenigstens konnte man ansatzweise eine Taille erkennen. In der Früh war ich sogar auf 54 kg und das hat mich einigermaßen beruhigt. Der Applaus war echt gut. Klaus ist von uns allen am besten angekommen, alle lieben ihn! Er hat am meisten Applaus gekriegt und jeder wollte nachher mit ihm Sekt trinken.
Ich hab ein paar nette Komplimente gekriegt, aber eigentlich bin ich eher stolz darauf, dass ich mich das getraut hab, vor so vielen Menschen aufzutreten. Bernie hat gesagt, ich soll mir nix drauf einbilden, ich bin jetzt trotzdem nicht Madonna – so ein Blödsinn. Und Vati hat sofort gesagt, dass ich mich aber jetzt wieder auf die Schule konzentrieren soll, schließlich sind im Mai noch viele Schularbeiten und Prüfungen. Na toll, nicht einmal kurz darf man sich freuen, wenn etwas Besonderes passiert. Mutti war recht neutral – „eh sehr nett". Also ich weiß nicht, soll ich mich jetzt freuen, oder nicht? Wer freut sich eigentlich mit mir und ist das überhaupt wichtig? Wie freut man sich über Erfolge? Kann mir das mal wer sagen? Da hab ich so lange auf diese Premiere hingearbeitet, jetzt ist sie vorbei und irgendwie bleibt gar nichts davon außer der Erkenntnis, dass offensichtlich jeder glaubt ich wollte mich wieder mal in den Vordergrund drängen. Ich muss irgendwie bescheidener werden, glaube ich. Ich war auch nicht wirklich mit mir zufrieden muss ich sagen, manchmal bin ich zu dramatisch, dann wieder hab ich zu leise geredet. Mutti hat gesagt, sie hat mich nicht immer verstanden. Bei der „Premierenfeier" gab es übrigens ekelhafte Schinkenbrötchen mit Mayonaise ...igitt weg damit. Will ja mein Gewicht jetzt so halten und nicht gleich wieder der Faul- und Fettheit verfallen ;-)
PS: Endlich Wochenende, hoffentlich schlafe ich jetzt wieder besser, wo die Aufregung vorbei ist ...

Montag, 15. April

Die Vorstellung ist vorbei, sie ist auch kein Thema mehr. So schnell geht das.

Hab mir heute einen kleinen Vorrat zugelegt, damit ich keinen Stress kriege, wenn daheim der Kühlschrank leer ist oder die Gefahr besteht, dass es auffällt, wenn was fehlt. Lagere die Sachen in einem Karton hinten im Kasten, aber natürlich nur Sachen, die nicht in den Kühlschrank müssen oder irgendwie stinken. Hab mich bei „Hofer" billig eingedeckt – Biskuit-Rouladen, Kekse, Nutella, Chips, Gummizeugs usw. Jetzt kann ich in meinem Zimmer bleiben und muss nur raus um mir Wasser zu holen und wenn notwendig kurz aufs Klo zu verschwinden. Ist mir eh lieber. Hauptsache, ich kann mich in meinem Zimmer verkriechen – Lernen und Lesen gelten fast immer als Ausrede (außer wenn's ums Mittagessen geht, oder wieder ein Familienausflug ansteht ...). Wenn ich das Moped kaufen kann, wird es sogar noch besser, dann kann ich kommen und gehen wann ich will – würde ich mir zumindest wünschen.

Mittwoch, 17. April

Wiege mich jetzt täglich morgens, mittags und abends (hin und wieder auch vor und nach dem Klogehen – manchmal bis zu 1 kg Unterschied! Bin ich froh, dass ich das nicht immer mit mir rumschleppen muss!) – aktuelles Gewicht: 53,5 kg! Bin ein bisserl stolz auf mich. Die Mädels in der Schule bemerken es schon. Nicky hat heute sogar gesagt: Du hast ein Glück, du kannst essen was du willst und nimmst nicht zu. Ich passe ja auch gut auf, dass ich immer unauffällig mitesse, wenn die anderen essen, damit niemand sagen kann ich bin eine spießige Zicke, die dauernd auf Diät ist, das würde nämlich überhaupt nicht gut ankommen.
Ich hab zu ihr gesagt, dass mein Stoffwechsel einfach super funktioniert und dass ich halt relativ viel Sport mache. War gar nicht so schwer die kleine Notlüge und Nicky hat sie auch geglaubt.
Ach ja, Klaus will sich mit mir treffen – Theaterabend in Wien, er hat zwei Freikarten für Leonce und Lena, klingt nett, ist aber nichts Besonderes, erstens verbindet uns nur das Hobby und zweitens ist er überhaupt nicht mein Typ. Trotzdem nett!

Donnerstag, 18. April

Gestern Abend hatte ich irgendwie noch eine richtige Fressattacke, nachdem ich schon alles erledigt hatte und eigentlich früher ins Bett wollte. Hab fast das ganze Geheimdepot geplündert und nebenbei Comics gelesen. Keine Gefahr, Eltern waren im Konzert, Bernie hat schon geschlafen. Trotzdem nicht so angenehm, hatte das Gefühl ich platze gleich und außerdem war das nicht geplant.

Sonntag, 21. April

Ich hab das Geld für das Moped zusammen! Die ganzen 450 Euro! Ich kann es schon nächste Woche holen, dann muss ich es nur mehr in die Werkstatt bringen, es braucht ein Pickerl – Omi zahlt die eine Hälfte, Vati die andere und dann geht's los! Nachtleben, Freizeitgestaltung, ich kann sogar jemanden am Rücksitz mitnehmen – das ist sooooo coooool! Freue mich total! Das Leben ist toll!

Dienstag, 23. April

Heute ist was Seltsames passiert. Ich hatte das Vorstellungsgespräch bei der VOEST (Onkel Gerhard arbeitet dort und hat gemeint ich soll mich für ein Sommerpraktikum im Büro bewerben, die haben auch immer ein paar Austauschschüler, das könnte ein lustiger Sommer werden). Mutti wollte, dass ich ein Sakko anziehe (mit Schulterpolstern uäh!) und mich „hübsch mache" (was bin ich denn sonst immer – hässlich?). Das Gespräch mit dem Personalchef war um 14:00 – ich bin direkt von der Schule hingegangen. Ein gewisser Herr Langermann ist mit mir durch die ganze Firma gelatscht und hat mir alle Abteilungen gezeigt (weil ich im Sommer so Botengänge und Verbindungsdienste dort machen soll). Dann sind wir in sein Büro marschiert, wo es sehr heiß war. Jedenfalls hab ich plötzlich lauter Sterne gesehen und dann ist mir schwarz vor den Augen geworden. Ich hab noch gesagt ich muss mich hinsetzen. Dann hab ich mich auf den Boden gesetzt, an die Wand gelehnt und bin kurz weggekippt. Das war soooo peinlich. Der Herr Langermann hat mir sofort ein Glas Wasser geholt und gemeint er verständigt den Betriebsarzt, aber das konnte ich ihm glücklicherweise erfolgreich ausreden. So was ist mir ja noch nie passiert! Natürlich hatte ich noch nichts gegessen. Normalerweise esse ich ja kein Frühstück, sondern erst zu Mittag und ich glaube, ich hab auch den ganzen Tag zu wenig getrunken. Trotzdem darf mir so was eigentlich nicht passieren. Ich hoffe, ich krieg den Job trotzdem! Herr Langermann hat gemeint, das ist kein Problem, aber ich soll das doch besser bei meinem Hausarzt checken lassen. Ich hab ihm gesagt, dass ich das tun werde (natürlich nicht). Mutti hab ich davon nichts erzählt. Würde nur unnötige Aufregung verursachen und eh nichts bringen. Muss jedenfalls aufpassen, dass so was nicht noch einmal vorkommt.

Mittwoch, 24. April

Bin zu einer Übernachtungsparty bei Nicky eingeladen, juhuu! Nachdem nur Mädels dort sein werden, hat Vati nichts dagegen. Ich freue mich total. Schaut so aus, als ob ich jetzt endlich wirklich dazu gehöre. Ach ja, irgendwas stimmt mit meiner Verdauung nicht. War jetzt schon drei Tage nicht groß am Klo. Heute hab ich's ganz lang versucht, aber da sind nur ein paar ganz harte Klümpchen raus gekommen. Das hat total wehgetan und nachher hab ich ein bisserl geblutet. Muss wahrscheinlich mehr trinken, soll gut für den Stuhlgang sein – interessantes Thema, ich weiß!

Freitag, 26. April

Vati hat mit mir das Moped geholt und in die Werkstatt gebracht. Weil ich so brav gespart hab und fleißig war, hat Mutti mir zur Feier des Tages Lasagne gekocht, zur Belohnung – und ich hab mächtig reingehauen. Drei Portionen (mit Rückfahrschein hihi), da haben sich aber alle gefreut.

Samstag, 27. April

Klaus und ich waren heute im Theater. Eigentlich nicht besonders aufregend, obwohl er mich mit dem Auto abgeholt hat und wir uns gut unterhalten haben. Irgendwie hab ich das Gefühl gehabt, dass er mich auch anflirtet. Jedenfalls hat er mir Komplimente gemacht. Er hat gemeint, dass ihm aufgefallen ist, dass ich abgenommen hab und dass mir das sehr gut steht. Ich bin ihm früher nie so richtig aufgefallen, aber seit den Endproben verstehen wir uns doch total gut und wir haben doch eigentlich viel gemeinsam. Außerdem hab ich angeblich in den letzten Monaten viel mehr Selbstbewusstsein entwickelt. Interessant: Wenn man weniger Körpergewicht hat, fällt man offensichtlich manchen Menschen mehr auf. Schade, dass sich immer die Leute für einen interessieren, die man selber nicht so aufregend findet.
Muss jetzt zur Party ... juhuu!

Die Krankheit wird „erlernt“ – *Hintergründe*

Die Betroffene

Meist kann sich die Betroffene an das Erlebnis ihres ersten Erbrechens nicht detailliert erinnern. Sie hat Diäten versucht und erste „Erfolge“ damit erzielt. Nun fürchtet sie sich vor einer neuerlichen Gewichtszunahme und beginnt ihr Gewicht durch Erbrechen zu kontrollieren. So fühlt sie sich unmittelbar entlastet.
Durch die Verschiebung körpereigener Signale und die Folgen der Veränderung, der Ausschüttung von Botenstoffen, entstehen langsam auch die für die Bulimie typischen „Heißhungerattacken“ und „Fressanfälle“. Auf sie folgen wiederum strikte Diäten und rigoroses Fasten.

Die Betroffene entwickelt nun ihr eigenes System in dem Nahrungsmittel in „erlaubte“ und „verbotene“ eingeteilt werden. Erlaubt sind zumeist typische „Diätnahrungsmittel“ wie Salat, Obst oder Joghurt. Verboten sind süße Dickmacher, das heißt fett- und kohlehydratreiche Speisen wie Kuchen, Schokolade, Nudeln, Braten etc.
Langsam und unauffällig beginnt sie auch das Erbrechen regelmäßig und systematisch zu betreiben.
Sie eignet sich „Techniken“ an, mithilfe derer das „Entleeren“ erleichtert wird. Sie findet heraus, welche Lebensmittel „einfach“ oder „kompliziert“ zu erbrechen sind und in welcher Reihenfolge sie gegessen werden müssen, um ein „optimales“ Ergebnis zu erzielen.
Diäten sind ebenso auf dem Plan, wie die ersten großen Essanfälle.
Die Betroffene beginnt damit ihren Körper als Werkzeug zu betrachten,

der zu funktionieren hat, wie sie es ihm befiehlt. Sie trennt sukzessive ihren Kopf von ihrem Bauch, also Verstand von Gefühlen.
Die Bulimie wird unbewusst mit verschiedenen Funktionen besetzt (siehe auch Info „Funktionen der Bulimie“). Nahrung oder der Verzicht auf Nahrung wird dazu benutzt, Gefühle zu unterdrücken oder Konflikte zu vermeiden. Die Essstörungen ist aber auch eine willkommene Antwort auf Überforderung, Leere, Angst vor Nähe oder Ärger.

Positive Reaktionen zu ihrer Person werden in direkte Verbindung zu ihrer neu erworbenen „Fähigkeit“ gebracht. Sie fühlt sich dadurch in ihrem Weg bestätigt und angespornt weiter an ihrem Körper zu arbeiten um so „perfekter“ zu werden.

Mit ihrem neuen „Hobby“ verbringt die Bulimikerin viel Zeit und beginnt, sich eine zweite, unabhängige, scheinbar sichere Welt neben den Unsicherheiten ihres täglichen Lebens aufzubauen. Nach außen hin scheint sich für sie in dieser Phase der Krankheitsentwicklung alles zu verbessern. Sie kommt mit Menschen ihrer Umgebung und dem Alltag scheinbar besser zurecht, ihre Stimmungsschwankungen lassen sich aus ihrer Sicht nun besser kontrollieren.

Dennoch steht die beginnende Bulimikerin nach wie vor sehr unter Druck. Sie hat nicht gelernt, wie man schwierige Situationen bewältigt und sich Entlastung und Entspannung verschafft. Zudem zweifelt sie stark daran überhaupt ein Recht auf das Äußern von „schlechten“ Gefühlen zu besitzen und „gute“ Gefühle nicht verdient zu haben. Sie versucht daher, Emotionen aller Art rigoros zu unterdrücken oder überhaupt abzulegen.
Nach außen hin legt sich die Betroffene nun verschiedene Masken zu, die sie nach Bedarf jederzeit aufsetzen kann, um sich so ihrer Meinung nach optimal an jede erdenkliche Situation anpassen zu können.
In der Phase des Erlernens der krankheitstypischen Eigenheiten beginnt sie auch sich selbst und ihre Umgebung anzulügen. Das Lügen wird schnell zur notwendigen und bequemen Gewohnheit. Es verursacht bei der Betroffenen allerdings dennoch ein latent schlechtes Gewissen. Einerseits schämt sie sich, andererseits versucht sie sich selbst von der Notwendigkeit zu überzeugen und die damit einhergehenden, schein-

bar „kleinen“ Übel zu rechtfertigen. Zu diesem Zeitpunkt ist sie sich allerdings noch weder der Tatsache, dass es sich um eine Krankheit handelt, noch um die kommende Entwicklung der Bulimie, vollends bewusst. Während sie sich also innerlich langsam zurückzieht, wirkt die Betroffene nach außen hin offen und angepasst.
So beginnt für sie in dieser Phase ein Spagat zwischen perfekter Fassade und extremer Selbstunsicherheit, der zunehmend belastend wirkt.

Kriterien für ein gestörtes Essverhalten

Generell sind Essstörungen an einigen allgemein gültigen Merkmalen zu erkennen.
Wenn über einen längeren Zeitraum (ca. 6 Monate) mindestens eines der folgenden Kriterien zutreffend ist, kann von gestörtem Essverhalten gesprochen werden.
Als Ausnahmen gelten Perioden besonderer Belastung (Tests etc.) oder Freude (verliebt sein etc.) in denen sich das Essverhalten ebenfalls deutlich verändern kann, was allerdings vorübergehend ist. Mit Beendigung der Ausnahmephase kehrt man relativ problemlos zum bisherigen Essverhalten zurück.

Merkmale einer Essstörung:

- Permanente Beschäftigung mit essen und nicht essen: Essen kontrolliert die Gedanken und den Tagesablauf.
- Essen dient als Mittel zur Stressbewältigung: **Stimmungen beeinflussen massiv das Essverhalten. Unangenehme Empfindungen und intensive Gefühle werden durch Essen verarbeitet.** Gemütsschwankungen bewirken direkt vermehrte oder reduzierte Nahrungsaufnahme.
- Das Essverhalten wird vom Gewicht abhängig gemacht: der Wunsch nach Schlankheit ist – auch bei Normal- bis Untergewicht – extrem und bewirkt restriktive Gewichtskontrolle (z.B. durch Fasten, Sport, Erbrechen etc.).
- Außenorientierung beim Essen: nicht Hunger- und Sättigungssignale bestimmen das Essverhalten, sondern zum Beispiel Kalorienanga-

ben, Uhrzeit, Gesellschaft oder Gelegenheit. Körpersignale werden ignoriert oder unangemessen darauf reagiert: Mahlzeiten werden ausgelassen, bei Hunger wird nicht bzw. unregelmäßig, gegessen, bei Sattheit nicht, oder selten, mit dem Essen aufgehört.

- Der Umgang mit dem Essen ist unflexibel: strikte Diätpläne, die Einteilung von Lebensmitteln in „erlaubte" und „verbotene", sowie das Ignorieren individueller Bedürfnisse führen zu unspontanem, unentspanntem, übermäßig kontrolliertem Essverhalten.
- Fehlender Essensrhythmus: Mahlzeiten haben überhaupt keine Struktur, es werden keine Zeiten dafür eingeplant. Essen wird als unbeherrschbar empfunden.
- Das Essverhalten ist abwechselnd streng und chaotisch: zum Beispiel entstehen bei Bulimie Phasen, in der starke Gewichtskontrolle abwechselnd mit Heißhungeranfällen auftritt, bei denen die Betroffene den Eindruck hat die Kontrolle über ihr Essverhalten absolut zu verlieren.
- Essen kontrolliert die Gedanken: den ganzen Tag wird darüber nachgedacht, wann, was, wo gegessen (und wieder erbrochen) werden kann/muss. Für andere Aktivitäten bleibt wenig Zeit und Energie.

Für die Außenstehenden

Die zweite Phase der Essstörung ist sicher am schwierigsten für Außenstehende zu erkennen, da die Betroffenen wenig auffälliges Verhalten an den Tag legen. Sie ist scheinbar ausgeglichener, umgänglicher, manchmal beinahe übertrieben fröhlich.

Sie bemüht sich immer und überall eine „gute Figur" abzugeben und ein braves Mädchen zu sein.

Dennoch können bereits einige Beobachtungen auf die Builimie hinweisen:

- Die Essgestörte vermeidet nach Möglichkeit gemeinsame Mahlzeiten.
- Sie wirkt während der Mahlzeit angespannt. Erst nach einer kurzen Absenz wirkt sie ruhiger, scheinbar „erleichtert".

- Sie trinkt während des Essens kaum etwas, nimmt aber am Ende der Mahlzeit relativ viel Flüssigkeit auf einmal zu sich (Nahrung wird „verdünnt“, um anschließend leichter wieder erbrochen werden zu können).
- Die Betroffene verschwindet nach dem Essen sofort auf der Toilette. Sie verlässt gemeinsame Mahlzeiten so schnell wie möglich und kommt erst nach einiger Zeit wieder zurück. Oft versucht sie die Anwesenden sofort in ein Thema zu verwickeln, um von sich abzulenken.
- Durch die Anstrengung sich zu übergeben, entstehen aufgrund des Druckes auf die Tränendrüsen so genannte „glasige“ (feuchte) Augen.
- Die Betroffene verwendet besonders häufig Handcreme, putzt sich übertrieben oft die Zähne (nach jeder Mahlzeit, auch unterwegs) und kaut meistens Kaugummi.

Diese Anzeichen können ab der zweiten Phase der Krankheit beobachtet werden. Sie verändern sich nur dahingehend, dass die Betroffene immer geschickter wird was Ausreden, Notlügen und Verheimlichung bezüglich ihrer Essstörung betrifft.
Sollte in dieser Phase die Bulimie von Außenstehenden erkannt werden, so wird sie üblicherweise von der Betroffenen vehement abgestritten. Konkret auf ihr Problem angesprochen, reagiert sie zumeist abweisend und zieht sich zurück.
Abschreckende Beispiele betreffend den späteren Krankheitsverlauf zu demonstrieren werden zu diesem Zeitpunkt oft falsch interpretiert, sie spornen die werdende Bulimikerin eher zur Nachahmung an. **Sie vergleicht sich betreffend Gewicht, BMI** (siehe Info „BMI“) **mit dünneren, ihrer Meinung nach erfolgreicheren „KontrahentInnen“.** Sie bewertet andere Leidensgeschichten verzerrt und abgeschwächt. Den Ansporn Methoden der Gewichtsreduktion nachzuahmen und sich unerreichbare, viel zu niedrige Gewichtsmarken zu setzen, wird „triggern“ (wörtl. „Auslöser“) genannt (siehe Info „trigger“).
Weder Überfürsorglichkeit noch Gewalt führen zum Ziel. Suchen sie bei einer geeigneten Beratungsstelle Hilfe und versuchen sie gemeinsam mit allen Familienmitgliedern Essen zu dem werden zu lassen was es

ist: ein Ritual des Zusammenlebens, bei dem die grundlegendsten Bedürfnisse gestillt werden. Zuwendung, Nähe, Zeit und Zärtlichkeit sind ein ganz wichtiger Schlüssel zum Glück!

Funktionen der Bulimie

Für die Essgestörte wird die Bulimie bald eine Art Freundin, die gewisse Funktionen für sie übernimmt, sie ermahnt, unterstützt und Themenbereiche scheinbar hilft zu bearbeiten.

- Rebellion: versteckter, heimlicher Protest gegen den Rest der Welt. Auflehnung gegen Regeln der Familie und der Gesellschaft, besonders gegen Perfektions- und Leistungsvorgaben. „Die ganze Welt kotzt mich an!"
- Druckabbau: Entlastung und Ausgleich von Überforderungen, Konkurrenzdruck und belastende Ansprüche. **Essen wird genereller Stellvertreter dafür, sich zu erholen, sich zu entspannen.** „Die ganze Sache steht mir schon bis zum Hals!"
- Konfliktbewältigung: Essen und Erbrechen als Ersatz, anstelle von Konfrontationen und möglichem Streit. „alles runterschlucken."
- Befriedigung von Bedürfnissen: Essen darf als legitimes Mittel eingesetzt werden, um sich selbst zu gönnen was man braucht, ohne dabei egoistisch zu wirken. Es wird mit verschiedenen Eigenschaften besetzt und entwickelt sich so zu einer Ersatzbefriedigung (z.B. für Schutz, Geborgenheit etc.).
- Abgrenzung: durch den Versuch sich mithilfe der Krankheit eine Art von Privatsphäre aufzubauen, entsteht Scheinindividualität. Entscheidungen können ohne Angst vor Bewertung und Konsequenzen selbständig getroffen werden.
- Bewältigung traumatischer Erfahrungen: sexueller Missbrauch, Tod eines nahe stehenden geliebten Menschen, oder Scheidung der Eltern können hierfür ursächlich sein.
- Ablenkung von bestehenden familiären Problemen.
- Versuch der Versöhnung streitender Familienmitglieder durch die Bulimie: gemeinsame Konzentration auf die Krankheit harmonisiert sonst eventuell nicht verbundene Familienmitglieder.

„Triggern“

„Trigger“ bedeutet wörtlich „Auslöser“. Im Zusammenhang mit Essstörungen bezeichnet es einen Ansporn zu Nachahmung. Essgestörte vergleichen sich beispielsweise mit untergewichtigen Stars, Menschen im Endstadium der Magersucht, aber auch extrem fettleibigen Menschen, welche sie als „Negativbeispiele“ anführen. Sie eifern Extremen nach, die auf nicht Betroffene abschreckend wirken. Essgestörte nehmen auch häufig über das Internet Kontakt miteinander auf und tauschen Erfahrungen und Erlebnisse in Foren miteinander aus. Prinzipiell ist der Kontakt zu anderen, die um die Krankheit wissen und sie verstehen, empfehlenswert. Dabei besteht allerdings die Gefahr Körpergewicht, BMI, Kalorien, Körpergröße, Kleidungsgröße als Ansporn und Rechtfertigung dafür zu benutzen, weiter abzunehmen. Zahlenangaben führen zu Konkurrenzdenken. Egal ob Anzahl oder Menge der Nahrungsmittel, Tage, an denen gehungert wurde, wie oft täglich gekotzt wird, wie viel in welchem Zeitraum ab/zugenommen wurde ... Niedrige Gewichtsangaben animieren zum Nachahmen, hohe zu Panik und vermehrten Versuchen, weiter abzunehmen. Niedrige Kalorienzahlen geben (schlechte) Ideen, hohe führen zu Angst vor Nahrungsmitteln. Die genaue Beschreibung des selbst verletzenden Verhaltens kann andere Betroffene unter Umständen dazu animieren, sich selber zu verletzen. Daher muss mit Themen, Tipps und Bildern, die „triggern“ können, sehr vorsichtig umgegangen werden.

Die Wende – *Erfahrungsbericht*

Sonntag, 28. April

Die Party hat mich wieder mal sehr nachdenklich gemacht. Eigentlich war es ja supercool und lustig, zumindest am Anfang. Wir haben gelacht und getanzt und alles Mögliche an Essen in uns hineingestopft. Ich bin natürlich ein paar Mal zwischendurch unauffällig „verschwunden", aber das ist gar nicht aufgefallen. Die vielen Chips und Soletti sind ein bisserl anstrengend beim Kotzen, weil das Salz im Hals und in der Nase brennt und die Lippen aufraut. Man muss viel trinken und dann kommt doch wieder die Hälfte flüssig raus, Salzgebäck löst sich nicht so leicht auf. Naja, so ein bisserl Halsweh, daran gewöhnt man sich schon ...
Dann ist es natürlich um Burschen gegangen. Ich hab von Klaus erzählt und die anderen haben darüber diskutiert, ob das was werden könnte zwischen uns oder nicht. War irgendwie komisch zuzuhören, wie mich die Mädels so einschätzen. Nicky meinte, ich brauche einen Gescheiten, der außergewöhnliche Interessen und Hobbies hat, weil ich ja keine 0815-Typen will. Melly glaubt, dass ich total romantisch bin und einen ganz verträumten, sensiblen Freund brauche, der mich auf Händen trägt. Und alle haben gemeint, er muss extrem aktiv und sportlich sein, so wie ich, damit mir nicht langweilig wird. Es ist seltsam von anderen so beurteilt zu werden. Ich kann nicht mal sagen, ob sie richtig oder falsch liegen. Ich glaube, ich kann mich selber gar nicht so richtig einschätzen. Werde bei nächster Gelegenheit versuchen mich mal zu beschreiben ...

PS: Bin heute mit ordentlichem Bauchweh aufgewacht. Salz und Cola in rauen Mengen rein und wieder raus ist ganz schön anstrengend, aber dafür hab ich jetzt wieder eine Zeit lang keinen Appetit und zugenommen hab ich auch nicht – immer noch 53kg, aber man muss sich Ziele stecken, also ... auf zur 50er Marke!

Mittwoch, 1. Mai

Habe festgestellt, dass ich einen kleinen roten Fleck zwischen Daumen und Zeigefinger auf meinem rechten Handrücken habe der nicht mehr weggeht. Er ist rau und zuerst hab ich nicht gewusst, woher der kommt. Später beim Raufholen von Omis sensationell fetter, speckiger, kalorienbombiger Torte (hab gleich 3 Stück verputzt, damit es sich auszahlt), hab ich gemerkt, dass das eine Druckstelle ist. Sie kommt daher, dass sich mein rechter Eckzahn immer in meinen Handrücken bohrt, wenn ich die Hand so weit wie möglich in den Hals schiebe, damit ich würgen muss. Ich hab mir Muttis Handcreme ausgeborgt und versuche jetzt beim Kotzen die Zunge weiter runterzudrücken, damit der Fleck nicht weiter gereizt wird. Das wäre zu auffällig und ich will nicht, dass irgendwer was merkt. Die Creme ist gut für die Nägel – die brechen in letzter Zeit öfter ab – und duftet gut, was besonders wichtig ist, weil ich oft den scharfen Kotzgeruch unter den Nägeln und unter dem Nagelbett nicht mehr weg krieg. Ich mag schon niemandem mehr die Hand geben, hab Angst, dass man was riecht.

Ansonsten ist nicht viel passiert. Feiertag ist Familientag. Da war wieder Mal die gesamte „Adams Family“ versammelt: Omi, immer besorgt, dass wir auch nicht verhungern, Onkel Martin, der glaubt, dass er lustig und irrsinnig gescheit ist, was sonst leider niemand glaubt (außerdem schielt er immer so schleimig zu mir rüber), seine überfürsorgliche Frau Sabine und sein ungezogener Sohn Paul. Ich war trotzdem ein braves Mädchen und hab von der Schule, dem Sport, der Theatergruppe erzählt, mit den Erwachsenen mitgelacht, auch wenn die meistens wirklich lahme Witze reißen und war drei Mal auf Omis ekligem Klo. Es stinkt nach alten Menschen, kein Wunder, und ist irgendwie sehr un-

appetitlich, was aber den Vorteil hat, dass das Kotzen fast wie von selbst geht ... „Familie kann man sich eben nicht aussuchen“.
Die gute Nachricht zum Tag: Morgen kriege ich mein Moped – juhuuuu!

Donnerstag, 2. Mai

Es ist da und es ist wunderschön ☺ ! Ich bin gleich den ganzen Nachmittag durch die Gegend gefahren – ich bin unabhängig – juhuuu! Die Zeiten fürs Heimkommen sind zwar festgelegt, aber das macht nix, ich fühle mich trotzdem schon viel freier und kann besser planen, was ich wann tun will. Hab mit Karin ausgemacht, dass wir morgen in der Stadt shoppen gehen. Sie hat auch ein Moped. Am Abend wollen wir noch ins Kino. Das Leben ist schön, wenn einen keiner kontrollieren kann!

Samstag, 4. Mai

Ich bin noch immer ganz begeistert von meinem „Fjuri“ (so nenne ich mein Moped jetzt ...kindisch, ich weiß). Zuerst bin ich zum Tennistraining gefahren, leider war meine Leistung nicht so gut. Irgendwie fühle ich mich schlapp, aber das kann auch daran liegen, dass ich direkt von der Kloschüssel auf den Platz gegangen bin, ein halber Müsliriegel reicht als Kraftreserve, hab ich mir gedacht und die andere Hälfte wieder ausgespuckt. Sicher hab ich nachher einfach zu wenig getrunken, jedenfalls hab ich ziemlich geschnauft beim Aufwärmen und mein Herz hat ganz schön geklopft. Aber das ist dann eh besser geworden (ein kleines Stück Traubenzucker genügt und man ist wieder voll da!).
Anschließend war ich mit Karin bummeln. Wir haben beide momentan kein Geld, aber zumindest ein T-Shirt hat sich jede gekauft. Hat nur 5 Euro gekostet bei H&M und das Beste: es ist aus der Kinderabteilung! Ich passe in ein Shirt der Größe 164 – juhuu! Es ist ziemlich kurz, aber das liegt daran, dass ich ja doch immerhin ein bisserl Busen hab. Karin hat noch eines in 172 bekommen, meines ist rot gestreift,

ihres blau. Toller Freundinnennachmittag und noch dazu ein echtes Erfolgserlebnis: ☺
Nachher waren wir noch ein Eis essen, das geht besonders leicht zu kotzen. Schön langsam kriege ich richtig Routine, ich muss gar nicht mehr viel drüber nachdenken, es läuft ganz natürlich nebenbei. Angenehm, dann muss ich mir keine besonderen Gedanken mehr darüber machen, ich weiß ja schon, wie es funktioniert. Hab zur Erinnerung und zur Sicherheit eine Tabelle angefangen, was leicht und was schwer zu erbrechen geht, + Kalorientabelle zur Erinnerung, was ich mir erspare. Ordnung muss sein.
Jedenfalls war am Abend dann doch kein tolles Kinoprogramm, aber wir haben ja erst um 22:30 zu Hause sein müssen. Also sind wir noch ins „Drauf & Dran“. Dort haben wir Klaus und seinen Cousin Tom getroffen. Tom ist schon 20 und studiert Medizin. Ein total süßer Typ irgendwie. Ich glaube er hat auch mit mir geflirtet. Jedenfalls war Klaus ziemlich irritiert würde ich sagen und Karin hat auch gemeint sie glaubt, dass ich Tom gefalle. Jedenfalls hat er gesagt, dass es am Wochenende meistens nach Hause kommt (er studiert in Wien) und dann im „Drauf & Dran“ ist. Ich hab mich leider nicht getraut nach seiner Telefonnummer zu fragen, aber ich kann ja im Notfall Klaus danach fragen, obwohl ich nicht weiß, ob dem das so recht ist. In jedem Fall schaue ich nächstes Wochenende wieder im „Drauf & Dran“ vorbei. ☺
Ich war pünktlich daheim (den Burschen hab ich gesagt, dass ich morgen früh raus muss, weil wir einen blöden Familienausflug machen). Natürlich hab ich Mutti gesagt, dass der Film toll war und nicht, wo wir wirklich waren, aber so kleine Notlügen sind erlaubt finde ich. Das Leben ist toll!

Sonntag, 5. Mai

Gewicht Zwischenstand: 51,5 kg – es geht bergauf, äh bergab...kleiner Scherz. Kann mich nur wiederholen ... das Leben ist schön! ☺

Dienstag, 7. Mai

Hab mir in der Drogerie pflanzliche Abführmittel besorgt, so nach dem Motto „alles muss raus"; hoffentlich wirken die. Kann manchmal 3 bis 4 Tage nicht aufs Klo, was ja eigentlich gut ist, weil das heißt, dass es nicht viel zu verdauen gibt, aber irgendwas geht ja immer durch und das braucht es sich gar nicht bequem machen rund um meine Hüften.
Ich hab gelesen, dass die Verdauung schon im Mund anfängt, also ist eh keine einzige Fress-Speibaktion 100%ig sicher. Offenbar nimmt der Körper Zucker in weniger als 20 Minuten auf, das heißt ich darf die süßen Sachen wirklich erst ganz am Schluss essen und muss mich dann sehr beeilen, das Zeug auf dem schnellsten Wege wieder los zu werden. Die ungesunden Sachen sind sowieso schwerer als die gesunden und müssen ganz schnell wieder hoch, sonst lagern sie sich unten ab oder rutschen gleich durch in den Darm. Am Liebsten sind mir die Ansichtsklos, da kann man sehen, wie viel man schon wieder draußen hat. Außerdem erkennt man an der Farbe die Reihenfolge und dann kann man besser sehen, wenn man wieder zurück am Anfang angekommen ist. Am Besten man beginnt jede Mahlzeit mit was besonders knallfarbigem (Tomate, rote Bohnen, Gurke etc.), dann kann man keinen Fehler machen.
Hab in letzter Zeit das Training ein bisserl vernachlässigt, sehr schlecht! Hab mich heute im Spiegel angeschaut, nicht sehr aufbauend! Mein Bauch hat ekelhafte Fettfalten, ich krieg Cellulite am Hintern und an den Oberschenkeln und überall schwabbelt es. Das muss straffer werden! Morgen kaufe ich mir noch so eine Haut straffende Körperlotion und fange gleich in der Früh mit 100 Sit-ups an!

Abführmittelmissbrauch

Abführmittel (Laxantien) bewirken eine schnelle Entleerung des Darmes. Allerdings werden die meisten Kalorien vorher aufgenommen. Dennoch tritt Abführmittelmissbrauch häufig als Nebeneffekt einer Essstörung auf. Als zusätzliche Maßnahme zur Gewichtsregulierung eingenommen, sind Laxatien allerdings genau dafür völlig ungeeignet.
Ein allfälliger Gewichtsverlust entsteht durch vermehrte Flüssigkeitsausscheidung, der allerdings so schnell wie möglich vom Körper durch Ein-

lagern von Wasser wieder ausgeglichen wird. Zudem gewöhnt sich der Organismus auch an Abführmittel, die dann ihre Wirksamkeit verlieren. Durch regelmäßige Einnahme sind gesundheitliche Schäden vorprogrammiert: Darmträgheit (aufgrund von Kaliummangel der Muskulaturschwäche und betrifft damit auch den Darm), Blutungen im Magen-Darm-Trakt, Unterbauchschmerzen, vermehrte Wassereinlagerungen [Ödeme] und Durchfall).

Freitag, 10. Mai

Ich bin schlecht, inkonsequent und faul! Gestern hab ich wieder 52,5kg auf die Waage gebracht, ich fettes Schwein. Die Sit-ups hab ich nur am Mittwoch gemacht und dann auch schon nicht mehr und gestern hab ich zu lange damit gewartet das Mittagessen zurückzuholen, weil Mutti 20 Minuten gebraucht hat, bis sie die Nachspeise auf den Tisch gestellt hat. Da war sicher schon die Hälfte vom Reisfleisch vorher verdaut. Mist! Mir ist so was von zum Heulen! Ich werd es nie schaffen was auf die Reihe zu kriegen, wenn ich die einfachsten Sachen nicht durchhalte. Ich bin einfach zu undiszipliniert. Tja, das ist Lilly, sie packt viele Sachen an, aber leider bemüht sie sich nirgends genug, um etwas wirklich gut zu machen – sie wird immer durchschnittlich bleiben, herzlichen Glückwunsch!

Sonntag, 12. Mai

Hab mir heute meine Neujahrsvorsätze durchgelesen und festgestellt, dass ich nichts davon geschafft hab, außer Andi zu vergessen. Der Typ interessiert mich wirklich nicht mehr. Alles andere funktioniert irgendwie gar nicht. Ich weiß nicht warum, aber obwohl ich mindestens 4 Mal die Woche Sport mache, nehme ich nichts mehr ab. Gestern war ich sogar wieder auf 53kg. Das ist eindeutig zu viel jetzt.
Gestern war ich mit den Mädels im „Drauf & Dran“ und obwohl ich vorher müde und nicht so gut drauf war, war es dann doch ganz nett. Tom war nämlich auch wieder da, diesmal aber ohne Klaus. Er hat gemeint, wir könnten doch mal einen Kaffee zusammen trinken. Er fährt

erst am Mittwoch wieder ins Studentenheim und seine Eltern sind auf Urlaub, also wär's doch nett, wenn ich in den nächsten Tagen bei ihm vorbeischauen würde. Wir haben über Filme geredet und er hat gesagt er hat so viele DVD's, die er noch gar nicht gesehen hat, die er sich aber nicht alleine anschauen will. Klingt alles sehr aufregend irgendwie. Die Mädels haben davon nichts mitgekriegt, weil sie zu dem Zeitpunkt gemeinsam auf dem Klo waren (das finde ich immer voll peinlich) und ich hab ihnen auch nur erzählt, dass Tom mal mit mir auf einen Kaffee gehen will, weil ich ja noch nicht weiß, was das werden soll. Sonst löchern sie mich jeden Tag, neugierig wie die sind.
Ich musste natürlich wieder um 23:30 daheim sein, aber ich war eh total müde und fertig, obwohl ich keine Ahnung hab wovon eigentlich. Nicky hat gemeint, ich schaue blass aus. Also hab ich wieder einen guten Grund gehabt zu verschwinden. Ich hab einfach gesagt, ich glaube ich kriege eine Verkühlung. Super Ausrede für peinliche frühe Ausgehgrenze, aber mir war echt den ganzen Abend kalt, obwohl ich vier Schichten angehabt hab (oben recht weit, damit die Fettpölster kaschiert sind).
War pünktlich daheim, aber Vati hat genervt, weil ich nach Rauch stinke und ich soll ja nix trinken wenn ich mit dem Moped unterwegs bin – ich bin ja nicht blöd! Ich glaube, ich ruf Tom morgen mal an ...

Montag, 13. Mai

Ich war ganz locker und cool ... beim Telefonieren meine ich. ☺ ... Tom und ich treffen uns morgen um halb 4 bei ihm. Ich muss nur ein bisserl früher vom Theaterkurs weg. Die Eltern kommen eh erst um halb 7 heim und Bernie ist bei Omi. Da fällt es gar nicht auf, dass ich am Nachmittag nicht da bin. Bin schon recht aufgeregt und überlege, was ich anziehen soll. Wenn ich nervös bin, hab ich wenigstens keinen Hunger. Heute wieder 52,5kg. Hab gelesen, dass man beim Sport Muskeln aufbaut und dass Muskelgewebe schwerer ist als Fettgewebe. Vielleicht ist das Training schuld, dass ich wieder zunehm? Aber wie kann man unterscheiden was was ist? In jedem Fall ist es schwer und braucht Platz an meinem Körper und in meinem Gewand!

Ach ja, Schule ist momentan extrem stressig und lernen mag ich gar nicht. Kann mich auch nicht wirklich konzentrieren. Aber irgendwie wird sich schon alles ausgehen. Ich bin ja wenigstens nicht blöd und kapiere einigermaßen schnell, worum's geht! Das Motto lautet: möglichst wenig Aufwand, möglichst viel Erfolg!

Dienstag, 14. Mai

Es ist halb 12, eigentlich ist es schon viel zu spät und ich sollte schlafen. Aber ich kann nicht. Der Nachmittag bei Tom geht mir immer wieder durch den Kopf.
Zuerst lief alles wie geplant. Ich bin also kurz nach 3 von der Theatergruppe weg (Klaus ist zurzeit total komisch, er redet fast gar nicht mit mir) und zu Tom gefahren (hab auch gleich das Haus gefunden). Wir haben uns auf die Terrasse gesetzt, einen Kaffee getrunken und geplaudert. Dann hat er mir sein Zimmer und seine DVD-Sammlung gezeigt. Irgendwie war alles total aufregend. Ich bin ja nicht blöd, es war relativ klar, dass da noch mehr kommt. Nach der DVD-Sammlung hat er mir Musik vorgespielt, die ihm gefällt und dann hat er mich geküsst. Das ging ganz schnell und unkompliziert. Es war auch schön und spannend. Aber dann hat er angefangen mir unters T-Shirt zu greifen. Zuerst hat er meinen Bauch angegriffen und irgendwie komisch meine Speckrollen geknetet. Ich bin zwar am Rücken auf dem Bett gelegen und hab so fest wie möglich den Bauch eingezogen, aber es war trotzdem unangenehm. Dann hat er an meinen Busen gegriffen und daran herumgedrückt, das hat dann gar nicht mehr gut getan, fast schon weh. Ich hab versucht, mich umzudrehen und seine Hand aus meinem Shirt zu kriegen. Kaum war die Hand da raus, hat er sie schon in meine Hose geschoben und meinen Hintern betatscht. Als er sich sein T-Shirt ausgezogen und die Jeans aufgeknöpft hat, war mir das Ganze gar nicht mehr geheuer. Dann hat er versucht meinen BH aufzumachen. Da hab ich endgültig die Panik gekriegt und ihm gesagt, dass mir das hier wirklich zu schnell geht. Er hat gemeint, er wird ganz sanft zu mir sein und ich brauche mich nicht fürchten, aber das hat mich gar nicht beruhigt. Ich meine, ich bin

schon 16, aber so hab ich mir das irgendwie nicht vorgestellt. Er hat irgendwas davon gebrabbelt, dass ich ihn ganz verrückt und geil mache und dass ich mich so gut anfühle. Aus welchem miesen Pornofilm hat er denn den Spruch? Also das kann ich mir nun wirklich nicht vorstellen. Ich hab versucht mich aufzusetzen und ihm zu erklären, dass ich ihn erst besser kennen lernen will. Er war sofort beleidigt und hat gemeint, dass wir uns doch schon ziemlich gut kennen und dass er mir vertraut, also warum vertraue ich ihm nicht. Er hat auch versucht mir ein paar Komplimente zu machen. Dann hat er wieder gemeint, er hat doch schon die ganze Zeit Andeutungen gemacht, dass ich ihm gefalle, er versteht gar nicht, warum ich jetzt so überrascht und abweisend zu ihm bin. Ich war total überrumpelt.
Gott sei Dank hat es an der Tür geläutet. Tom musste sich schnell anziehen und die Tür aufmachen, ich sofort hinterher. Es war irgendeine Nachbarin, die Tom's Mutter was vorbeibringen wollte. Ich hab mir die Schuhe angezogen und mich schnell mit „danke für die DVD, ich muss jetzt dann" an ihm vorbeigeschummelt. Die Nachbarin hat komisch gegrinst, aber wenigstens nichts gesagt. Ich hab mich nicht umgedreht (ich weiß also nicht, wie er geschaut hat) und bin gleich losgedüst (wenigstens ist „Fjuri" sofort angesprungen und hat mich nicht im Stich gelassen). Daheim bin ich den ganzen Abend auf meinem Zimmer geblieben und hab gesagt, ich muss lernen (und dass ich schon gegessen hab ...).
Das ist ja alles soooooo peinlich! Was hab ich mir dabei nur gedacht? Was denkt er sich jetzt von mir, was soll ich mir über die ganze Sache denken? Wenn ich ihn beleidigt habe und er mich wirklich gern hat, dann tut mir das natürlich total leid. Aber ich hab wirklich nicht mit so einer Situation gerechnet. Vielleicht bin ich auch viel zu naiv. Natürlich ist es total schmeichelhaft, dass ich ihm gefalle, aber ich kann mir gar nicht vorstellen, was er an meinem Körper finden könnte? Immerhin trifft er jeden Tag zwanzigjährige, fesche Studentinnen.
Wie soll ich mich jetzt fühlen? Wen soll ich um Rat fragen.
Oje, was passiert, wenn er es Klaus erzählt oder mich anruft oder wenn ich ihn demnächst im „Drauf &Dran" treffe? Scheiße, Scheiße, Scheiße,

Scheeeeeeiiiiißßßßeeeee! Ich bin so deppert und blöd, einfach ein kompletter Vollidiot! Was mache ich denn jetzt?
Schon halb 1; muss jetzt schlafen gehen, sonst bin ich morgen zu gar nichts zu gebrauchen.

Mittwoch, 15. Mai

Kaum geschlafen – mieser Schultag – keine Lust – Anschiss in Bio, weil ich vergessen hab für das Frühjahrsprojekt die Gartengeräte mitzubringen – kein Hunger, trotzdem eine Schnitzelsemmel gegessen und wieder gekotzt – Training fad – schlechte Laune – Anschiss von Mutti, weil ich immer mit so einem „zwideren Gesichtsausdruck" herum renne und man sich nicht normal mit mir unterhalten kann, weil ich so „schnappige Antworten" gebe – kein Anruf – keine Fragen – müde – will nicht nachdenken – Bauchweh.

Donnerstag, 16. Mai

Heute hat sich wieder nichts gerührt, keiner hat was gemerkt, Tom meldet sich nicht und Klaus hat am Gang relativ normal gegrüßt. Vielleicht sollte ich einfach vergessen was passiert ist und hoffen, dass Gras über die ganze Sache wächst.
Heute hab ich mich im Garten mit den Geschichtesachen hingesetzt, um zu lernen. Außerdem wollte ich mich ein bisschen „grundbräunen" lassen. Bis zum Sommer will ich unbedingt eine Bikinifigur haben, keine Ahnung, wie ich das schaffen soll. Ich muss mindestens mal runter auf 50kg und außerdem noch stark an meinen Polstern arbeiten. Ich hab mich also mit einer kurzen Hose und dem BH in die Sonne gelegt und gelernt. Nebenbei hab ich zuckerfreien Eistee getrunken (kalten Schwarztee mit Zitronensaft – Eigenkreation), das erfrischt und macht auch satt. Jedenfalls, ich bin grad mitten im Zweiten Weltkrieg, kommt Mutti vorbei und sagt plötzlich zu mir, dass ihr gar nicht aufgefallen ist, wie viel ich in letzter Zeit abgenommen habe, dass ich so dünn geworden bin und dass ich schon ein bisserl mehr

essen könnte (kein Problem, solange ich es nachher wieder rauskotzen kann ☺).
Ich hab gesagt, dass ich eh viel esse, halt viel Sport mache ... blablabla ... das Übliche, Vorbereitete. Sie hat dann auch nicht mehr viel nachgefragt. Hoffentlich gibt sie mir jetzt nicht noch größere Portionen, obwohl, das ist im Endeffekt auch wurscht.
Trotzdem interessant, dass es ihr aufgefallen ist, ich finde, man sieht fast gar keinen Unterschied zu früher. Ich hab mich nachher gleich gewogen – 53kg (sicher wegen des Eistees ... Selbstberuhigung) – ich weiß gar nicht was sie hat, das ist doch nicht dünn! Am Abend hab ich fast für zwei gegessen, damit sie beruhigt ist ... und dann musste ich schnell noch weiter für den „Test lernen" ... hihi ...

Freitag, 17. Mai

Muss nächste Woche zum Zahnarzt, normale Kontrolle. Stört mich gar nicht. Ich hab seit ein paar Tagen entzündetes Zahnfleisch, das nervt und brennt in gewissen „Situationen" ganz schön. Vielleicht kann er mir was dagegen geben. Geschichte-Test war kein Problem. Die Mädels haben gefragt, ob ich morgen mit ins „Drauf &Dran" gehe, es spielt eine Irish-Folk-Band. Jetzt wird's blöd. Wenn ich nicht hingehe und er ist da, dann redet er vielleicht schlecht über mich. Wenn ich hingehe und er ist da, wird's erst recht peinlich und auffällig. Ich hab gesagt, ich überlege es mir noch. Das Tennistraining heute war nicht so schlecht. Hab heute auch gar nicht gekotzt, hatte irgendwie keine Zeit zum Essen nach der Schule. Morgens ein kleines Müsli und abends hat's nur Hühnerstreifen auf Blattsalat gegeben – Mutti macht ihre Frühjahrsdiät. Insgesamt komme ich heute also auf ca. 1000 Kalorien. Das ist mit Training ganz okay, denke ich. 52kg ... ich bin ungeduldig!

Sonntag, 19. Mai

Ich war gestern doch im „Drauf & Dran", weder Tom, noch Klaus waren da – Gott sei Dank. Die Band war gut, aber ein bisschen laut.
Sonst war der Tag recht fad. Familienausflug mit Freiluftmuseum.

Bernie war zuerst extrem lästig. Er wollte dauernd irgendwas spielen, oder hat nervige Geschichten erzählt. Aber wir haben dann doch noch Spaß gehabt und auf einem Spielplatz um die Wette geschaukelt, nachdem wir zuerst ein paar kleine Kinder vertrieben hatten.
Hin und wieder ist es ganz nett einfach mal kindisch zu sein.
Abendessen beim Heurigen. Das Klo war total ekelhaft und dreckig, weil irgendein Betrunkener vorher reingekotzt hatte und es gab keine Seife im Waschraum. Hab versucht aufzupassen, dass nicht so viel Speibe auf die Finger kommt, aber das funktioniert leider nicht immer ganz. Später hab ich dann die gewaschenen Finger zum Kaugummi in den Mund gesteckt, damit sie eher nach Pfefferminze riechen. Ich weiß nicht, ob es funktioniert hat. Wäre wahrscheinlich auch nicht nötig gewesen, aber sicher ist sicher!

Mittwoch, 21. Mai

Wenn ich nicht glücklicherweise noch Jungfrau wäre, hätte ich momentan die totale Panik. Meine Regel ist eine Woche überfällig. Eigentlich kann ja nichts passiert sein. Außerdem hab ich mich erkundigt. Ich hab sie zwar erst seit zwei Jahren und es ist durchaus üblich, dass sie bei Teenagern unregelmäßig kommt, aber normalerweise kann ich mich recht gut auf den 28 bis 30-tägigen Zyklus verlassen.
Überhaupt wundere ich mich momentan sehr über meinen Körper. Ich hab oft Kopfweh, meine Verdauung funktioniert nicht so gut, mir ist fast immer kalt, oft schwindelig und meine Haut ist irgendwie schlecht, trocken und trotzdem voller kleiner Wimmerl. Das müssen wohl die Hormone sein. Vielleicht ist es doch besser, ich gehe mal zum Frauenarzt. Vielleicht liegt es aber auch an der ungesunden, fetten Ernährung, die ich daheim reinschaufeln muss. Dabei versuche ich eh gesunde Sachen zu essen, viel Müsli und Vollkornprodukte. Schließlich will ich mich so gesund wie möglich ernähren. Alles, was Fett und schwer ist, keine Vitamine oder Mineralstoffe hat, fliegt raus! Hab mir ein Ernährungsbuch gekauft, damit ich keine Fehler mache, „Gesund und fit abnehmen" heißt es, mal sehen, ob das funktioniert. Zuerst errechnet

man seinen BMI (Body-Mass-Index) und danach wird dann ein Ernährungsprogramm vorgeschlagen. Mein BMI ist zwar mit 18,166 ganz normal (errechnet bei 52,5 kg); zwischen 18 und 24 ist man glaube ich „normal" (das würde ja zu mir passen ...). Aber ich glaube ja nicht, dass das was aussagt. Das klingt ja so, als wäre man mit einem BMI unter 18 untergewichtig oder so. Die legen die Latte sicher so hoch an beim Normalgewicht, damit sich die ganzen dicken Menschen nicht so schlecht vorkommen. Ich wiege ja auch nicht weniger als z.B. die Carina oder die Steffie. Egal ich versuch's jetzt mal mit dem Ernährungsplan aus dem Buch und hoffe, dass ich damit noch ein paar Kilo runter krieg.
Das Wetter ist nämlich jetzt richtig schön und warm, also werden die Anziehsachen immer enger und kürzer. Das macht mich ziemlich nervös, weil man dann so viel von meinem dicken Bauch sieht. Aber ich hab ein paar Shirts, die ganz okay sind – nicht zu eng und trotzdem keine Kartoffelsäcke. Wichtig ist, dass sie die Hüfte kaschieren und den Arsch mindestens zur Hälfte abdecken. Dann fällt man nicht so auf. Ich frage mich, wie ich mich trauen soll jemals einen Bikini in der Öffentlichkeit zu tragen ... na ja, ich hab noch ein Monat Zeit, denke ich und bis dahin kann ich ja noch ein bisschen abnehmen, jetzt hab ich ja die passende Anleitung dazu.

Der Body-Mass-Index

Der Body-Mass-Index (BMI) – auch Körpermasseindex (KMI), Kaup-Index oder Körpermassenzahl (KMZ) – ist eine Maßzahl für die Bewertung des Körpergewichts eines Menschen. Sie wurde von Adolphe Quetelet im 19. Jahrhundert entwickelt. Da Übergewicht ein weltweit zunehmendes Problem darstellt, wurde die Körpermassenzahl ursprünglich vor allem dazu verwendet, auf eine diesbezügliche Gefährdung hinzuweisen. Im Bereich der Essstörungen verleitet sie jedoch häufig zu Missinterpretationen und Konkurrenzdenken.
Der BMI gibt lediglich einen groben Richtwert an und ist umstritten, da er die Statur eines Menschen und die individuell verschiedene Zusammensetzung des Körpergewichts aus Fett- und Muskelgewebe naturgemäß nicht berücksichtigt.

Die Körpermassenzahl wird folgendermaßen berechnet:
BMI = Körpergewicht : (Körpergröße in m)^2.
Die Einheit des BMI ist demnach kg/m^2.
wobei Masse das Körpergewicht in Kilogramm und Größe die Körpergröße in Metern angibt.

Der „wünschenswerte" BMI hängt vom Alter ab. Folgende Tabelle zeigt BMI-Werte für verschiedene Altersgruppen:

Alter	**BMI**
19–24 Jahre	19–24
25–34 Jahre	20–25
35–44 Jahre	21–26
45–54 Jahre	22–27
55–64 Jahre	23–28
›64 Jahre	24–29

BMI-Klassifikation (nach DGE, Ernährungsbericht 1992):

Klassifikation	**m**	**w**
Untergewicht	‹20	‹19
Normalgewicht	20–25	19–24
Übergewicht	25–30	24–30
Adipositas	30–40	30–40
massive Adipositas	›40	›40

Donnerstag, 23. Mai

Arge Geschichte! Melly hat heute erzählt, dass Maria aus der Parallelklasse schwanger ist. Wahrscheinlich ist das Kind von Bernd (Klassenkollege von Max) – schwanger mit 16, was für ein Horror. Maria kennen die meisten vom Fortgehen, sie ist am Wochenende viel unterwegs und kann machen, was sie will. Ihre Eltern haben ihr immer alles erlaubt. Angeblich kriegt sie das Kind im Herbst (Oktober/November), also ist sie schon mindestens im dritten Monat. Wir haben vorige Woche erst gemeinsam Turnen gehabt, ich kenne sie zwar nicht so gut, aber da wäre mir nicht aufgefallen, dass sie dicker geworden wäre. Aber ich glaube, das passiert erst so ab dem fünften Monat, dafür dann total schnell. Ich kann mir das gar nicht vorstellen, wie man mit so einem fetten Bauch leben kann. Alle starren einen an, man nimmt sicher zirka 30 Kilo zu und wenn das Kind dann da ist, kriegt man nie mehr die schwabbelige, ausgedehnte Haut am Bauch weg. Vielen reißt auch das Gewebe, die haben dann so hässliche Narben unter der Haut, die nie mehr weg gehen. Das hab ich sogar selber schon bei Tante Sabine gesehen, als wir vor zwei Jahren im Sommer gemeinsam schwimmen waren. Ich hab Mutti gefragt, was das ist und sie hat gesagt, das kommt durch die Schwangerschaft und man kann nichts dagegen tun; wie furchtbar! Ich glaube ich will keine Kinder.

Ich hab die Geschichte daheim den Eltern erzählt. Vati hat gemeint er findet es entsetzlich wie früh die Jugendlichen heutzutage schon Sex haben, obwohl sie gar nicht an die Konsequenzen denken. Mutti hat gemeint, dass Maria wahrscheinlich die Schule nicht schaffen wird, wenn sie nicht jede Menge Unterstützung von ihren Eltern bekommt. Dann ist es natürlich mit den armen, enttäuschten Eltern weitergegangen, was die alles durchmachen müssen usw. usw ...

Ich bin sehr froh, dass mir so was nicht passiert ist. Das würde ich nicht aushalten, glaube ich. Ich versuche ja eh immer an alle möglichen Konsequenzen zu denken, wenn ich was sage, oder tue. Jetzt bin ich schon froh, dass ich Tom letzte Woche davongelaufen bin.

Hoffentlich kommt meine Regel bald (ich kann nicht schwanger sein, ich weiß), aber wenn sie da ist, fühle ich mich meistens dünner, weil ich keinen Hunger hab (Bauchweh) und noch dazu einiges an Blut verliere ...

Sonntag, 26. Mai

Die wichtigste Nachricht des Tages: Sie ist da! Meine Regel ist da. Zwar nur leicht, aber immerhin. Ich freu mich darüber. Die zweitwichtigste Nachricht des Tages: War gestern im „Drauf & Dran“ (nur kurz, vorher im Kino mit Karin ...) und hab Tom mit einer anderen gesehen, wahrscheinlich offiziell seine Freundin! Ich kenne sie nicht, aber sie haben

rumgeschmust und Händchen gehalten. Er hat mich nicht einmal angeschaut. Karin hat gemeint, es tut ihr leid, sie dachte wirklich, er hätte sich in mich verknallt, aber ich hab nur gegrinst und gesagt, dass er einfach ein Arschloch ist. Karin hat ziemlich verdutzt geschaut. Dann hab ich ihr die ganze Geschichte erzählt, aber unter dem Siegel der Verschwiegenheit. Ich hoffe, sie verrät es den anderen nicht, aber ich glaube schon, dass sie Geheimnisse für sich behalten kann.
Karin hat sich dann gemeinsam mit mir fürchterlich über den Idioten aufgeregt und mir bestätigt, was ich mir spätestens seit gestern gedacht hab: ich hab das Richtige getan. Es ist ein gutes Gefühl, das zu wissen. Eigentlich hätte ich das fremde Mädchen gerne gewarnt, aber ich wusste nicht wie. Außerdem hätte sie mir wahrscheinlich sowieso nicht geglaubt. Hoffentlich lässt sie sich nicht einfach von ihm einwickeln. Ich bin froh, dass ich Karin hab. Sie ist echt eine tolle Freundin.
Muss jetzt lernen und vernasche nebenbei ein bisserl was von meinem geheimen Vorrat – Sonntagsruhe ist doch was Feines. ☺

Dienstag, 28. Mai

War gestern beim Zahnarzt. Das war irgendwie komisch. Er hat gemeint mein Rachen ist etwas gerötet und gereizt, außerdem ist ja wie gesagt mein Zahnfleisch etwas entzündet. Er hat gefragt, ob ich viel Obst, vor allem Zitrusfrüchte, esse. Dann wollte er noch wissen, ob ich Vegetarierin bin, weil die Kauflächen meiner Backenzähne sehr beansprucht aussehen.
Ich bin ehrlich gesagt ziemlich nervös geworden. Ich hab gesagt, dass ich das Gefühl hab, dass ich eine Verkühlung kriege und deshalb besonders viel Vitamin C zu mir nehme und dass ich versuche mich möglichst gesund und ballaststoffreich zu ernähren.
Er hat gemeint, dass ich möglichst abwechslungsreich essen soll und hat mir was zum Gurgeln gegen die Entzündung gegeben. Ansonsten ist mit meinen Zähnen alles in Ordnung, kein Karies, es mussten keine Löcher gebohrt werden. Immerhin putze ich ja oft 3 bis 4 Mal täglich meine Zähne (immer nach ... eh schon wissen)!

Eigentlich ist ja nichts passiert, aber ich fühle mich trotzdem total mies. Ob das alles irgendwie mit dem Kotzen zu tun hat, die Backenzähne und das entzündete Zahnfleisch? In letzter Zeit war's vielleicht doch etwas heftig und ich hab wahrscheinlich auch zu lange gewartet. Je verdauter das Essen ist, desto mehr brennt es im Hals. Manchmal kommt bei der zweiten oder dritten Kotzsession noch was von der ersten mit, was nicht vorher schon mitgerutscht ist und das schmeckt dann schon sehr bitter und scharf.
Ich glaube ich sollte bald mal auf normale Diät umsteigen und mit dem Kotzen für eine Weile Pause machen, damit sich mein Hals und Mund etwas beruhigen. Mit ein bisserl Disziplin geht's auch ohne Finger in den Hals.

Mittwoch, 29. Mai

Wollte eigentlich heute nicht speiben, hab aber leider beim Mittagessen zu viel Kartoffeln erwischt (auch wenn's nur Gemüse war). Die sind mir furchtbar im Magen gelegen und mussten schnell wieder raus. Jetzt ist mir schwindelig. Ansonsten alles normal.
Gurgle gegen Zahnfleischentzündung. Wird schon besser, glaube ich.

Samstag, 1. Juni

10:30 vormittags. Eltern sind mit Bernie einkaufen, ich bin zuhause und fadisiere mich. Sitze am Schreibtisch, hab keine Lust irgendwas zu tun und versuche mich davon abzulenken, ans Essen zu denken. Hab die letzten Tage festgestellt, dass es gar nicht so einfach ist nicht zu kotzen. Aber das ist ja auch kein Wunder, man muss ja ständig essen und kann gar nicht entscheiden, wann und wie viel oder was man überhaupt essen möchte. Außerdem hab ich ständig Hunger und fühle mich nie wirklich satt.
Mutti stellt mir irgendwas vor die Nase und wenn ich sage, dass ich das nicht möchte oder nicht mehr kann, dann nörgelt sie herum, dass ich was essen muss und dass ich nicht so zimperlich sein soll. Sie redet

davon, dass ich gar nicht so anfangen brauche wie die magersüchtigen Models, die man im Fernsehen sieht, weil die auch nicht glücklich sind. Ich hab ihr zu erklären versucht, dass ich überhaupt nicht magersüchtig bin und dass sie gar nicht weiß, ob Models glücklich sind, immerhin sind sie reich, beliebt und berühmt, aber meine Argumente zählen wie immer nicht. Wenn ich dann esse, bin ich so voll, dass es einfach raus muss. Mein Bauch wölbt sich vor mir riesig unter dem T-Shirt und ich fühle mich schwer, träge und müde. Es muss einfach wieder raus. Dann ist mir leichter. Trotzdem macht das Kotzen in letzter Zeit irgendwie keinen Spaß mehr. Ich stehe immer noch bei 52kg. Es will und will einfach nicht weniger werden.
Ich glaube, ich fahre mal eine Runde durch die Gegend und setze mich im Park auf eine Bank. Da ist wenigstens kein Kühlschrank in der Nähe, der mich ablenken oder verführen kann.
17:30 Hab's geschafft mittags nur wenig zu essen (und natürlich kein Frühstück) – Gemüsesuppe und am Nachmittag hab ich einfach die Torte verweigert (obwohl ich echt gern ein Stück gegessen hätte). So, jetzt sitze ich wieder herum und denke leider die ganze Zeit nur ans Essen, obwohl ich gar nicht will. Ein Hungergefühl ist ja eigentlich gut, denn das heißt, dass der Magen leer ist und der Körper zuerst die Reserven verbrauchen muss. Trotzdem will ich nicht ständig Hunger haben und mich auch nicht vollgefressen fühlen. Warum kann ich mich nicht auf was anderes konzentrieren, das Essen einfach vergessen? In einer halben Stunde gibt's Abendessen und ich hoffe, dass es nicht Wurst, Käse und Brot gibt, sonst kann ich für nichts garantieren. Werde mir ein Joghurt und einen Apfel holen.
22:00 Hab nicht durchgehalten. Es gab kalte Platte. Ein Wurstbrot und ein Stück Käse, dann noch ein halbes hart gekochtes Ei und schon war's zu spät. Hab dann noch Bernies Wurstsalat und die letzten zwei Scheiben Brot aufgefuttert und mir zwei Stück von der Nachmittagstorte reingestellt. Kotzen war kein Problem und Mutti hat gesagt, dass sie froh ist, wenn es mir schmeckt. Aber ich hab das Gefühl, ich hab irgendwie versagt. Ich komme nicht vorwärts und ich kann nicht zurück.

Montag, 2. Juni

Zweimal gekotzt, einmal vermieden (Frühstücksapfel + halber Müsliriegel). Immer noch 52kg. Zahnfleisch wieder okay, keine besonderen Probleme.

Dienstag, 3. Juni

Klaus redet wieder mit mir. Ich glaube, ich war wirklich nicht ganz fair zu ihm. Heute hat er in der Theatergruppe gemeint, er würde sich freuen, wenn wir wieder mal was gemeinsam unternehmen, einfach so, als Freunde. Das war so lieb. Ich meine wir haben nie über eine Beziehung oder so gesprochen, aber ich glaube eine Zeit lang wäre er schon an mir interessiert gewesen. Er ist klug und nett (nicht so wie sein blöder Cousin) und wenn ich es mir recht überlege ... ich bin ziemlich dämlich gewesen, dass ich uns beiden keine Chance gegeben habe. Ich würde mich so gern jemandem anvertrauen, jemandem erzählen, was wirklich in meinem Kopf vorgeht und wie ich mich fühle.
Außerdem würde ich mich gerne einfach mal wieder richtig und endlich auch mal glücklich verlieben.
Jedenfalls hab ich mich bei Klaus bedankt, dass er so toll ist und wir haben uns gleich vorgenommen am Freitag gemeinsam ins Kino zu gehen.
Muss momentan aufs Reiten verzichten, weil Kino, Fortgehen und Essen ziemlich viel Kohle „verschlingen“. Vielleicht sollte ich mir noch einen Nebenjob zulegen.
PS: Hab jetzt immer eine Flasche Wasser bei mir. Wenn ich Hunger kriege, trinke ich gleich mindestens einen Viertel Liter, das hilft manchmal. Aber nicht immer ...

Donnerstag, 5. Juni

Okay, ich glaube ich sollte jetzt wirklich mal eine Pause machen mit dem Kotzen. Das wird schön langsam eine lästige Angewohnheit von mir.
Heute hat Sandra einen riesigen Topf mit Chili con carne und ca. 200 Semmeln in die Schule mitgebracht, weil sie Geburtstag hat –

Schleimerin! Memo an mich: beim nächsten Geburtstag was in die Schule mitbringen! Alle haben sich „wahnsinnig" gefreut und sofort ordentlich zugelangt. Ich natürlich auch – gratis Futter und dann auch noch von Sandra, das kotzt mich sowieso schon an. Ich hab 3 Plastikschüsseln voll von dem Zeug und 4 Semmeln verdrückt (hab mich immer zu wem anderen gesetzt oder gestellt, damit es nicht auffällt, dass ich drei Portionen esse) und mich dann aufs Klo verzogen (3. Stock, da ist meistens niemand). Chili ist scharf und kommt auch meistens durch die Nase (obwohl die Semmeln eigentlich gegen übermäßig flüssige Konsistenz hätten helfen sollen). Jedenfalls hab ich so vor mich hingekotzt und plötzlich ist irgendwas in die Speibe getropft. Es war Blut. Es kam aus meiner Nase (normalerweise tropft die nur, weil die Augen zu tränen beginnen und die Tränenflüssigkeit durch die Nase rinnt). Da hab ich kurzfristig Panik gekriegt. Ich meine, das ist irgendwie nicht gut, oder? Es hat zwar bald wieder aufgehört, aber den ganzen Tag haben Hals und Nase noch gebrannt. Alles wegen dem blöden Chili. So ein Scheiß! Jetzt muss ich das mal verheilen lassen. Kein Speiben mehr bis auf weiteres!

Samstag, 8. Juni

Wahnsinn! Ich glaube ich hab mich doch noch in Klaus verliebt. Wie ist denn das passiert? Er ist so lieb und toll und wir verstehen uns einfach blendend. Er ist ein wirklich guter Freund und ich bin einfach gern mit ihm zusammen. Warum kapiere ich das erst jetzt?
Also: Wir hatten gestern einen tollen Abend. Der Film war total beeindruckend! Wir haben beide fast geheult und uns nachher fast zwei Stunden darüber unterhalten, welche Stellen uns am Besten gefallen und beeindruckt haben – es waren immer die selben! Dann haben wir uns noch fast totgelacht über eine verwirrte Kellnerin mit roten Dreadlocks. Klaus hat sie urkomisch imitiert. Ich hab mich endlich einmal total wohl gefühlt. Er hat mich um halb elf zum Moped gebracht und sich für den schönen Abend bedankt, was für ein Gentleman. Und ich glaube, spätestens da ist es passiert. Ich hab mich wieder verliebt.

Na toll, jetzt bin ich nervös. Wie soll ich mich jetzt verhalten? Wie steht er überhaupt zu mir? Vielleicht will er wirklich nur mit mir befreundet sein?! Egal, heute fühle ich mich gut. Ich hab nicht einmal gekotzt – ein weiteres gutes Zeichen – und wiege immer noch 52kg.

Montag, 10. Juni

Wir haben heute in Geographie (und Wirtschaftskunde) über den Arbeitsmarkt und das Berufsleben gesprochen. Als Aufgabe im Unterricht mussten wir zuerst einander gegenseitig und dann uns selbst beschreiben. Wie wird man von seinem Umfeld (z.B. einem Arbeitgeber) wahrgenommen. Welche Stärken, Fähigkeiten und welche Persönlichkeit bringt man in einen Job ein. Wie stellt man sich selbst z.B. bei einem Vorstellungsgespräch dar und welche Schwächen hat man. Was fällt auf, worauf kommt es an. Wir durften nicht jemanden beschreiben, mit dem wir befreundet sind. Man sollte möglichst neutral sein und Berufs orientiert denken. Stefan, der zwei Reihen hinter mir sitzt und so gut wie nie mit mir redet, hat mich ca. so beschrieben: Lilly ist sehr selbstbewusst. Sie steht gerne im Mittelpunkt. Sie möchte immer überall dabei sein, damit sie nichts verpasst. Wenn es um wichtige Themen und Entscheidungen geht, redet sie gerne mit. Lilly ist ehrgeizig. Sie hat überall gute Noten und kapiert schnell, worum es geht. Außerdem hat sie viele verschiedene Hobbies und Interessen. Kritik verträgt sie nicht gut. Sie kann besser austeilen als einstecken. Wenn es nicht nach ihrem Kopf geht, kann sie ganz schön zickig werden und ist schnell beleidigt (Nebensatz: bitte nicht böse sein, Lilly). Ich glaube, dass sie in einem Unternehmen Verantwortung übernehmen kann. Sie wird auch sehr fleißig sein, ich weiß aber nicht, ob sie sich gut in ein Team einfügen kann.
Stefan hat ein Mitarbeitsplus bekommen, weil er die Aufgabe so „präzise erfüllt" hat. Manche in der Klasse haben während seiner Beschreibung genickt, gegrinst oder zustimmend gegrunzt. Ich hab zugehört, versucht lässig zu lächeln und mir nicht anmerken zu lassen, wie unangenehm mir die ganz Sache ist. Von jemand Fremdem beurteilt zu werden, ist völlig irritierend und fühlt sich nicht besonders gut an! Ich konnte gar

nichts mehr dazu sagen, weil die Stunde vorbei war und außerdem, was hätte ich überhaupt sagen sollen? Wenn ich mich verteidige und ihm zu erklären versuche, dass ich nicht zickig bin klingt es erst recht zickig. Aber was, wenn er Recht hat? Das wäre ja noch schlimmer.
Meine Selbstbeschreibung (die man aber leider nicht bei einem Vorstellungsgespräch verwenden kann) wäre wahrscheinlich so gewesen:
Lilly ist nichts Besonderes. Sie wirkt vielleicht nach außen hin selbstbewusst, ist es aber in Wahrheit nicht. Sie hat Angst verletzt zu werden und überspielt gerne ihre Unsicherheit, indem sie schlechte Witze macht und sich bei anderen einschleimt. Sie würde gerne zu einer Gruppe gehören, die sie mag wie sie ist, weil sie sich selber gar nicht mag. Sie möchte nicht zickig sein, sie möchte fröhlich sein und niemandem auf die Nerven gehen. Lilly ist ehrgeizig, aber zu faul um konsequent zu sein. Deshalb schafft sie es auch nicht eine ordentliche Diät zu machen, sondern geht heimlich kotzen. Sie verträgt keine Kritik, weil sie das immer daran erinnert, dass sie so viele Fehler macht, die sie doch so gut wie möglich vermeiden will, damit sie niemand verurteilt!
Lilly möchte nicht bewertet werden! Lilly möchte nicht verurteilt werden!

Dienstag, 11. Juni

War nach dem Theaterspielen mit Klaus Pizza und Eis essen (beides hin und retour). Wir haben uns super unterhalten und auch über sehr persönliche Dinge geredet. Er hat mir von seiner Familie erzählt. Da ist offensichtlich auch nicht alles so Friede, Freude, wie es nach außen scheint ... wo ist das schon so?
Ich hab ihn gefragt, ob er mich zickig findet. Gott sei Dank tut er das nicht. Er hat gesagt er findet, dass ich ein interessanter Mensch bin und dass er mich wirklich gern hat, weil ich intelligent, witzig und sehr hübsch bin. Das hat nach dem gestrigen Bewertungsdesaster in der Schule wirklich gut getan, auch wenn ich nur mittelmäßig intelligent, nicht besonders witzig und schon gar nicht hübsch bin. Er hat aber auch gemeint, ich wirke in letzter Zeit ziemlich gestresst und er ist jederzeit

für mich da, wenn ich ein Problem hab und reden will. Vielleicht komme ich ja wirklich einmal auf dieses Angebot zurück.
Er hat mich um sechs zum Moped gebracht. Wir haben uns nur kurz umarmt ... na ja so kurz war's dann doch nicht ... und gedrückt. Bussi rechts, Bussi links; mehr war nicht, aber es war trotzdem wunderschön und hat im Bauch gekribbelt. Ich hoffe, ich wache nicht morgen auf und es war alles nur ein schöner Traum. Bitte, bitte ...

Freitag, 14. Juni

Klaus und ich treffen uns jetzt jeden Tag in der großen Pause am Kaffeeautomaten. Ja, wir flirten, juhuu! Manchmal streift er kurz meine Hand oder ich klopfe ihm halb freundschaftlich auf die Schulter und lasse die Hand dann ein bisserl länger dort, als nötig.
Nachdem ich besonders hübsche Sachen tragen will jetzt im Sommer, müssen noch 2 bis 3 Kilo weg. Also wird's leider bis auf weiteres nichts mit der Aktion „weniger kotzen". Aber es ist eh nur 2 bis 3 Mal am Tag, je nachdem was und wie viel ich essen und danach entscheiden muss, was davon verdaut werden darf.

Samstag, 16. Juni

Ich hab heute was ziemlich Seltsames und Blödes gemacht. Die Eltern waren mit Bernie vormittags zum Wochengroßeinkauf unterwegs. Eigentlich wollte ich mir nur ein Knäckebrot mit Cottagecheese machen und dann hab ich noch ein Radieschen dazu gegessen, mehr war eh nicht im Kühlschrank. Aber plötzlich hab ich so einen Hunger gekriegt, dass ich nach was Essbarem weitergesucht hab; die halbe Speisekammer hab ich durchwühlt. Leider hab ich nichts gefunden, außer einem ganzen Striezel (fürs Frühstück), noch original verpackt, in der Brotdose. Ich hab den ganzen Striezel mit einem Glas Marmelade aus dem obersten Regal der Speisekammer und fast einem Viertel Kilo Butter, die Mutti zum Auftauen aus der Tiefkühltruhe gelegt hat, aufgefressen. Dann war ich richtig voll und vor lauter klebrigem, fettigem Zeug in

meinem Magen war mir wirklich super schlecht. Das Kotzen war eine Qual. Striezel klebt zusammen und lässt sich fast nicht raufwürgen. Ich habe gehustet und gespuckt, oft ist mir ein Klumpen im Hals stecken geblieben den ich sogar wieder runterschlucken musste, weil ich ihn nicht oben rausgekriegt hab. Die ganze Aktion hat fast eine dreiviertel Stunde gedauert und ich bin mir nicht einmal sicher, wie viel von dem Striezel ich wieder raus gekriegt hab. Das Radieschen ist jedenfalls nicht wieder aufgetaucht, sehr deprimierend. Obwohl ich nach dem Speiben total müde und schwindelig war, musste ich natürlich sofort mit dem Moped zum nächsten Supermarkt fahren um Ersatz zu besorgen. Also hab ich schnell einen neuen Striezel und ein Packerl Butter gekauft, das ich daheim sofort ausgepackt und in einer Butterdose in den Kühlschrank gestellt hab. Die Verpackungen der neuen Lebensmittel (das andere Datum könnte auffallen), hab ich gemeinsam mit dem Anschnitt vom Striezel (Auspackgrund, ich sage einfach ich hab ein Stück zum Frühstück gegessen) und dem leeren Marmeladeglas unten in die Mülltonne gestopft. Ich hab also alle Spuren beseitigt. Ich kann nur hoffen, dass die fehlende Marmelade niemandem auffällt, aber davon haben wir eh noch ca. 15 Gläser.
Zwanzig Minuten später sind die anderen nach Hause gekommen. Mutti hat gefragt, warum ich die Butter aufgemacht hab und ich hab gesagt, weil ich dachte ich brauche was für den Striezel, aber dann hab ich eh nur den Rest der alten Butter gebraucht. Dann war sie sauer, dass ich den neuen Striezel angeschnitten hab, wo der doch so schnell austrocknet und sie ihn morgen zum Sonntagskaffee anbieten wollte, wenn Tante Monika kommt, ... blabla ... außerdem gibt es eh bald Mittagessen, ich hätte ruhig noch die eine Stunde warten können, wenn ich schon nicht mit ihnen frühstücke ... blabla ... damit kann ich leben. Hauptsache, keiner hat was bemerkt. Das herumlügen ist anstrengend und irgendwie nicht so gut, auch wenn es ja keinem weh tut!
Trotzdem fühle ich mich jetzt mies. Das war eine richtige Fressattacke. Ich sollte so was nicht mehr machen. Von Striezel hab ich auf jeden Fall bis auf weiteres echt genug!

Montag, 17. Juni

Hab nächste Woche einen Frauenarzttermin. Ich geniere mich jetzt schon. Soll ich mir die Pille verschreiben lassen? Ich meine irgendwann werde ich ja doch einmal Sex haben (vielleicht sogar mit Klaus?) und dann sollte ich auf jeden Fall geschützt sein (siehe Maria). Aber ich hab auch gehört, dass man irrsinnig zunimmt, wenn man die Pille nimmt. Das sind die Hormone. Das will ich natürlich überhaupt nicht.
Ansonsten ist das Schuljahr bald zu Ende. So wie es ausschaut, hab ich fast die gleichen Noten wie im Wintersemester (lauter dämliche 2-er).
Mutti und Vati haben beschlossen wir fahren diesen Sommer schon wieder eine Woche auf Wanderurlaub nach Tirol (würg), da kann man so herrlich die Natur genießen (kotz). Sonst bin ich wahrscheinlich den ganzen Sommer zu Hause. Anfang August fängt die Arbeit im Büro an (Gott sei Dank haben mich die genommen nach dem peinlichen Bewerbungsgesprächdesaster).
Klaus ist leider fast den ganzen Juli weg. Er fährt mit seinen Eltern 3 (!) Wochen nach Italien. Ich vermisse ihn jetzt schon! Morgen ist das Sommerabschlussfest der Theatergruppe im Schulhof. Ich freue mich schon total drauf, auch wenn es ein Grillfest ist und ich sicher lauter fette Würschtl essen muss. Solange Klaus da ist, wird es sicher toll. Ich würde mich so freuen, wenn wir endlich offiziell zusammen kommen. Aber ich traue mich nicht selbst die Initiative zu ergreifen. Hoffentlich tut er es, hoffentlich, hoffentlich!

Dienstag, 18. Juni

Ich habe einen Freund, endlich, wirklich, einen in den ich verliebt bin und der in mich verliebt ist, wie oft kommt das schon vor? Und das passiert mir, wirklich mir, Lilly dem Pechvogel. Ich bin soooo glücklich! Ich muss gleich alles aufschreiben, damit ich ja nichts von dem vergesse, was heute passiert ist:
Das Grillfest hat um 3 Uhr nachmittags begonnen. Am Anfang waren nur die ganze Unterstufentheatergruppe und ein paar von unserer Oberstufengruppe da. Klaus hat schon in der Pause zu mir gesagt, er kommt

wahrscheinlich erst so gegen 5. Ich war so nervös, dass ich erst einmal zum Kuchenbuffet gestartet bin und mich durch alle Torten gemampft habe. Die hab ich natürlich sofort wieder entfernt. Gott sei Dank war alles sehr leicht zu kotzen, ich hab besonders aufgepasst, dass nichts auf mein Gewand oder meine Haare spritzt, dass meine Hände immer gut riechen (Seife und Handcreme immer dabei) und dass ich genügend Kaugummis griffbereit habe. Um dreiviertel 5 war Klaus endlich da. Er ist sofort auf mich zugestartet und hat für uns beide einen Platz gesucht. Nachdem er keine Zeit zum Mittagessen gehabt hatte, war er sehr hungrig. Weil ich kein Spielverderber sein wollte, bin ich mit ihm also zum zweiten Mal ans Buffet marschiert. Diese Buffets sind gemein. Man verliert total den Überblick darüber, wie viel man schon gegessen hat. Man kann immer wieder hingehen und sich was nachnehmen und keinem fällt auf, wie viel fehlt. Klaus hat gemeint, er ist froh, dass ich nicht esse wie ein Spatz, so wie die meisten Mädels die immer nur dünn sein wollen. Er findet, ich hab eine super Figur und kann sie ruhig herzeigen. Ich renne natürlich nicht bauchfrei herum, aber ich hab ein Sommerkleid mit Spagettiträgern angehabt und mich sehr über das Kompliment gefreut. Ich hab mich nachher beim Kotzen aber sehr beeilt, damit mir Klaus ja nicht davonläuft. Er war noch da. ☺
Um 6 hat die Unterstufengruppe ein paar Sketches vorgeführt – total süß – und um 8 sind Teelichter aufgestellt und Lampions aufgehängt worden. Dann hat mir Klaus seine Jacke geborgt, weil mir schon ein bisschen kalt war (ich hätte zwar eine Weste im Rucksack gehabt, aber so war's viel schöner...). Stefan hat seine Gitarre ausgepackt, gespielt und alle haben gesungen, Janis Joplin Songs, Beatles und sonst noch ein paar Lagerfeuerlieder. Es war einfach sooo schön! Um 10 hat mich Klaus dann zum Moped gebracht. Dort sind wir dann noch fast eine halbe Stunde gestanden und haben jede Menge Schwachsinn geredet. Bis er endlich seinen Arm um mich gelegt hat. Er hat mich lange angeschaut und dann endlich geküsst. Das war der schönste Kuss, den man sich vorstellen kann – so weich und warm und vorsichtig, aber trotzdem leidenschaftlich – nein, das klingt zu kitschig, aber es war wirklich so! Ich werde diesen Kuss sicher nie vergessen.

Dann hat er gesagt, dass er sehr nervös war und hofft, dass es mir genauso geht wie ihm. Ich hab gesagt, wenn es ihm gut geht, er sich jetzt total wohl fühlt und er lächeln muss, so wie ich, dann geht es mir genauso wie ihm. Da hat er gegrinst und gemeint, er wusste, dass ich ihn verstehe – so eine Freundin hat er sich schon immer gewünscht, vorausgesetzt ich will seine Freundin sein! Was für eine Frage?! Ich hab ihm gar nicht geantwortet, sondern ihn einfach zurückgeküsst! Ich bin seine Freundin! Ich hab einen Freund! Ich habe jemanden, mit dem ich reden kann, der mich wirklich gern hat! Ich muss jetzt nicht mehr kotzen, ich glaube ich kann bei den 52kg bleiben. Hoffentlich versaue ich das alles nicht. Lilly, reiß dich zusammen! ☺ Heute schlafe ich mit einem Lächeln ein und ich weiß auch schon, von wem ich träumen werde!

Mittwoch, 19. Juni

Die Mädels freuen sich mit mir! Wir haben gemeinsam bei Mc Donalds gefeiert – war natürlich für mein neues Vorhaben (schlank ohne kotzen) nicht so ideal, aber was soll's! Mir geht's super! Klaus will morgen mit mir gemeinsam ins Freibad gehen ... mal sehen ...

Freitag, 21. Juni

Hatte gestern keine Zeit mehr zu schreiben ... Wir waren also im Freibad, Max, Melly, Nicky, ein paar Freunde von ihr, Klaus und ich. Eigentlich wäre das ja sehr schön gewesen, wenn ich nicht so unentspannt gewesen wäre. Ich hätte doch keinen Bikini anziehen sollen. Ich hab mich so bauchfrei gar nicht wohl gefühlt und hatte dauernd das Gefühl, alle starren mich an. So lange man am Rücken liegt geht's. Da ist der Bauch einigermaßen flach und unauffällig. Aber wenn man sich aufsetzt, dann wirft er so speckige Falten, ekelhaft. Ich hab mir quasi bei jeder Gelegenheit ein T-Shirt angezogen – auf dem Weg zum Eisessen, beim Würfelpokern und beim Handball spielen. Ich hab behauptet, ich will keinen Sonnenbrand kriegen (in der Sonne) oder mir ist ein bisschen kühl (im Schatten). Klaus hat zwei Mal gesagt, er findet, dass ich

sehr dünn bin und ein paar Kilo mehr vertragen könnte – er ist sooo lieb, auch wenn ich ihm natürlich kein Wort glaube. Melly hat gesagt, es ist fast schon anstrengend wie wir zwei uns gegenseitig anschmachten. Die ist doch nur eifersüchtig – eifersüchtig auf mich, Lilly, das ist ja mal was ganz Neues. ☺
Die nächsten Tage sehe ich Klaus leider gar nicht, weil er mit seinen Eltern in die Steiermark fahren muss – Verwandtenbesuche, uäh! Ich vermisse ihn jetzt schon!

Sonntag, 23. Juni

Hatte gestern schon wieder so einen Fressanfall (siehe letzten Samstag), nur diesmal mit Toastbrot und Nutella. Ich hab natürlich wieder alle Spuren beseitigt. Da kommt nie wer drauf. Trotzdem beunruhigt mich das Ganze schön langsam. Ich kriege die totale Hungerattacke, kann mich nicht beherrschen, fresse alles gierig in mich rein und kotze es dann so schnell wie möglich wieder raus. Nachher geht's mir total mies. Ich hab schon wieder Nasenbluten gehabt und nach der ganzen Kotzorgie totales Herzklopfen, weil es so anstrengend war die Nutellatoastklumpen wieder hoch zu würgen. Ich muss jetzt echt damit aufhören. Das bringt doch gar nichts. Ich hab immer noch 52kg, da geht irgendwie nichts mehr runter. Ich hab das doch eigentlich nur zum Abnehmen gemacht. Aber gerade das funktioniert momentan so gar nicht. Ich sollte wirklich höchstens mit den Abführmitteln weitermachen und mit dem Kotzen eine Weile Pause machen. Wenigstens konnte ich während der Kotzorgie auch mal kacken, ich hab oben so viel reingestopft, dass unten was raus musste! Aber das hat die ganze Sache noch grausiger gemacht – Scheiße, Pisse, Kotze und Blut in einer Kloschüssel, das ist echt abartig und widerlich! Na das passt doch zu mir.

„Set-point-Theorie“

Im Laufe einer Diät ist üblicherweise eine Verlangsamung oder s Stillstand der Gewichtsabnahme zu beobachten. Nach Beendig Diät erfolgt meist eine rasche Gewichtszunahme.

Die „Set-point-Theorie“ geht davon aus, dass sich der Organismus aktiv gegen einen zu schnellen, übermäßigen Gewichtsverlust wehrt. Wenn eine Gewichtsabnahme eine Unterschreitung des natürlichen „Soll-Gewichtes“ (Set point) bewirken würde, und so eine Beeinträchtigung des biologischen Gleichgewichtes entstünde, reagiert also der Körper durch Aktivierung einer Art „Notprogramm“, wodurch dies verhindert wird. Der „Set-point“ ist somit jene individuelle Gewichtsgrenze eines Menschen, die nur sehr schwer unterschritten werden kann, da ansonsten notwendige Körperfunktionen nur noch eingeschränkt möglich wären. Dagegen versucht sich der Organismus so lange wie möglich zu schützen. Ist die Grenze des Soll-Gewichtes erst einmal unterschritten, erfolgt zumeist eine radikale Gewichtsabnahme in Verbindung mit körperlichen Funktionsstörungen wie dem Ausbleiben der Regelblutung, schwer wiegenden Verdauungsproblemen, Konzentrationsstörungen, Müdigkeit etc.

Mittwoch, 26. Juni

Mit Klaus hab ich echt Glück. Es läuft total gut und harmonisch zwischen uns. Wir reden viel über alles Mögliche. Er kann auch gut zuhören. Ich erzähle von den Eltern und Bernie, der Schule, den Mädels. Wir unterhalten uns über Interessen und Dinge, die uns beide beschäftigen (Gesellschaft, Umwelt, Politik, berufliche Zukunft). Aber über die Sache am Wochenende könnte ich glaube ich nicht mit ihm reden. Wie soll er denn das verstehen, wo ich doch selber nicht weiß, was ich von der ganzen Sache halten soll. Ich will ihn auf keinen Fall verlieren.

Donnerstag, 27. Juni

War heute bei der Frauenärztin. Nicht sehr aufbauend. Ohne dass ich es ihr erzählt hab, ist sie drauf gekommen, dass ich Verdauungsprobleme hab. Als wenn so ein Frauenarzttermin nicht ohnehin peinlich genug wäre. Zuerst musste ich mich ganz nackt ausziehen. Ich hab so fest wie möglich den Bauch eingezogen. Am Liebsten hätte ich mich irgendwo versteckt. Dann hat sie meine Brüste gedrückt, das war auch nicht besonders angenehm. Und schließlich musste ich mich auf diesen seltsamen Gynäkologenstuhl setzen. Sie hat mich „vorne" untersucht und mich plötzlich gefragt: „Wann hatten sie denn das letzte Mal Stuhlgang?" Das wusste ich natürlich: „Am Sonntag – warum (unschuldiger Gesichtsausdruck)?" „Sie haben ja quasi Steine im Darm, das spüre ich sogar durch ihre Scheidenwand! Das muss doch unheimlich weh tun, oder!" „Nein, ich spüre eigentlich nichts, aber es ist natürlich unangenehm, wenn man so lange nicht „kann" (kleiner Verlegenheitslacher)?" „Nehmen sie genug Flüssigkeit zu sich?" „Ich denke schon – 2 bis 3 Liter Mineralwasser am Tag. Ich habe gelesen, dass es sehr wichtig ist, dass man genug trinkt (ernstes Überzeugungsgesicht). Ich mache auch viel Sport, das soll auch sehr gesund für den Stoffwechsel sein. Aber ich esse halt für mein Leben gerne Schokolade und das stopft vermutlich sehr, oder (unschuldiges Kleinmädchengesicht)?!"

Ich glaube, dann war sie endlich beruhigt: „Vielleicht neigen sie zu Darmträgheit. Ich werde ihnen ein mildes Abführmittel verschreiben, das ihren Darm anregt. Ansonsten können sie ruhig so weitermachen wie bisher, sie sind ja gut informiert. Achten sie aber auf eine abwechslungs- und ballaststoffreiche, Ernährung!" „Vielen Dank" (überzeugtes, einsichtiges Nicken).

Leider hat sie während der Untersuchung auch noch so eine komische Pilzinfektion entdeckt, die man mit Zäpfchen und Creme behandeln muss. Der Pilz ernährt sich hauptsächlich von Zucker, daher sollte man gerade Süßigkeiten vermeiden.

„Verzichten sie bis auf weiteres nach Möglichkeit auf Schokolade. Dann schlagen sie gleich zwei Fliegen mit einer Klappe" (blödes Lachen).

Später hab ich sie noch gefragt, warum meine Regel in letzter Zeit so unregelmäßig kommt. Sie hat gemeint, dass das oft mit Stress und Druck zusammenhängt, was ja bei jungen Mädchen häufig der Fall sein kann (verdächtiger Blick auf mich, keine Reaktion von mir). Es kann auch an der Ernährung liegen, falls irgendeine Unterversorgung vorliegt. Aber

wenn ich mich an alles halte, worüber wir gesprochen haben, dann sollte es keinen Grund zur Sorge geben.
Die Pille hat sie mir auch verschrieben. Aber das ist einstweilen mal nur eine ganz leichte, die man täglich relativ pünktlich einnehmen muss. Sie hat gesagt, dass jede Frau erst selbst herausfinden muss, welche Pille für sie die richtige ist. Da gibt's offenbar ganz schön viele verschiedene. Ich hab extra gefragt (natürlich nebenbei und ganz unauffällig), ob man davon nicht zunimmt – „das hab ich mal irgendwo gelesen und auch schon von ein paar Mädchen gehört" – aber sie hat gemeint, dass das heutzutage nicht mehr so ist. Das war früher einmal so, als die Hormonkonzentration der Pille noch zu hoch dosiert war ... blabla ...; hoffentlich stimmt das. Ich soll mit der ersten Packung mit Beginn der nächsten Regelblutung anfangen. Dann hat sie mir die anderen Medikamente verschrieben und wir haben für September wieder einen Termin vereinbart.
Ich hab mir das ganze Zeug von der Apotheke geholt. Jetzt sitze ich daheim und bin ganz verwirrt. Eigentlich sollte ich mich doch freuen. Endlich hab ich mal ordentliche Abführmittel gekriegt. Nicht das pflanzliche Zeug, das nicht wirkt. Die Pille hat sie mir auch gegeben, also warum bin ich nicht zufrieden. Naja, das mit dem Darm war schon irgendwie komisch und auch die kleine Randbemerkung mit der „Unterversorgung". Ich ernähre mich ja in letzter Zeit nicht sehr gesund. Nicht, dass ich es nicht versuche, aber so richtig ausgewogen esse ich nicht. Wenigstens versuche ich genug zu trinken, das tun ja die meisten auch nicht. In meinem Ernährungsbuch steht nichts davon, dass man nicht mehr kacken kann und die Regel ausbleibt, wenn man weniger isst. Vielleicht sollte ich mir mal andere Literatur zulegen.
Hab abends Gemüsesuppe gegessen (ohne Brot, Rest vom Mittagessen) und nicht gekotzt; dazu gleich die Abführmittel eingeworfen. Hab Bauch- und Kopfweh. Lege mich jetzt ins Bett und lese mir noch weiter die Beipackzettel durch. Der ganze Arztbesuch macht mich irgendwie sehr nachdenklich ...

Freitag, 28. Juni

Letzter Schultag, Ferienbeginn. Zeugnis soweit okay. Omi gibt Bernie und mir sowieso Geld, egal wie gut wir waren, sonst hätte Bernie diesmal nicht besonders viel gekriegt; er hat zwei 4er (in der 2. Klasse Gym) und ist jetzt offiziell das Sorgenkind der Familie. Wenigstens kontrollieren sie dann mich weniger. Dank Omi hab ich jetzt also ein bisschen Sommergeld. Das ist mir eh lieber, als wenn sie uns Süßigkeiten schenkt. Trotzdem gab's natürlich das traditionelle Zeugnisessen im Gasthof zur Linde. Ich hatte die besten Vorsätze und hab mir die Gemüseplatte bestellt. Aber das war so viel, dass ich dann komplett voll war. Das halte ich nicht aus. Ich hatte das Gefühl, ich hab einen fetten Essensklumpen im Magen der sofort raus muss. Ich hab mich zwar bemüht zu warten bis das Gefühl vergeht (Gemüse verdaut sich eh nicht so schnell), aber nach einer Viertel Stunde ist der Druck einfach zu groß geworden. Ich musste das Zeug los werden. Ich hab zwar nur die Hälfte des Essens wieder rausgeholt, aber jetzt hab ich trotzdem das Gefühl, ich hab versagt. Ich hatte ein schlechtes Gewissen, aber andererseits war ich total erleichtert. Danach war irgendwie alles egal. Omi hat gesagt wir sollen uns ruhig noch eine Nachspeise aussuchen. Ich hab dann einen Kaiserschmarren bestellt – einmal hin und wieder retour. Der Tag war sowieso versaut. Tja, wieder mal kann ich meine Vorsätze nicht einhalten. Als wenn es so schwer wäre, einfach nicht mehr zu kotzen. Was für eine blöde Angewohnheit hab ich mir da zugelegt. Das ist doch absurd.

Samstag, 6. Juli

Tut mir leid, dass ich mich erst jetzt wieder melde, aber ich wollte in der vergangenen Woche so viel Zeit wie möglich mit Klaus verbringen, bevor er gestern für drei Wochen mit seiner Familie auf Urlaub gefahren ist. Ich vermisse ihn jetzt schon fürchterlich.

Die ersten Ferientage mit ihm waren wunderschön. Wir haben jeden Tag was anderes gemacht: schwimmen, durch die Stadt bummeln, Freiluftkino, eine Radtour, Minigolf spielen, ein romantisches Essen. Er hat gesagt er ist so froh, dass wir zusammen sind und dass ihm die nächs-

ten drei Wochen sicher wie eine Ewigkeit vorkommen werden. Er hat auch versprochen mich anzurufen. Ich hab zu Weihnachten zwar ein Wertkartenhandy gekriegt, aber nie ein Guthaben drauf. Klaus darf aus Italien sowieso nur von irgendeinem Festnetzanschluss aus anrufen, sonst wäre das viel zu teuer. Er hat jedenfalls versprochen sich so oft wie möglich bei mir zu melden.
Ich werde mein Handy immer eingeschaltet haben!
PS: Hatte keine Zeit mich aufs „Nichtkotzen“ zu konzentrieren, das heißt leider kein „speibfreier Tag“ diese Woche. War ganz mit Klaus beschäftigt, hab aber keine besonderen körperlichen Probleme momentan. Jetzt kann ich mich ja drauf konzentrieren braver zu werden.

Sonntag, 7. Juli

Die Regel ist da – wieder eine Woche zu spät und nicht sehr stark. Fange an die Pille zu nehmen, immer in der Früh nach dem Aufstehen – sehr sinnvoll ohne dass Klaus da ist. Dabei weiß ich gar nicht, ob er überhaupt mit mir schlafen wollen würde. Wir haben noch nie darüber gesprochen. Mutti weiß von nichts ... ist auch besser so, sonst würde sie mich sicher ausfragen! Das interessiert alle Mütter, obwohl es sie gar nichts angeht. Dafür sind ihnen andere Sachen, die ihre Kinder beschäftigen, völlig egal.

Mittwoch, 10. Juli

Er hat angerufen! Wir konnten leider nur kurz reden. Er hat gesagt, es ist ganz nett aber langweilig in Italien mit seinen Eltern und seinen Schwestern. Das Wetter ist schön ... blabla ... und: er vermisst mich (seufz!). Er kann sich wahrscheinlich erst wieder nächste Woche melden, weil seine Eltern ihm nicht erlauben „das Urlaubsgeld zu vertelefonieren“, aber er will mir eine Postkarte schicken. Ich hab gesagt, ich schicke ihm auch eine aus Tirol nächste Woche.
Verdammt, ich vermisse ihn so! Noch 17 Tage bis er wieder da ist – wie soll ich das nur aushalten.

Freitag, 12. Juli

Leider läuft es mit dem Essen in letzter Zeit ganz schlecht. Ich hab meistens so 51 bis 52,5 kg und muss zugeben, dass ich mit dem Kotzen nicht so einfach wieder aufhören kann. Ich nehme mir jetzt eigentlich jeden Tag vor ganz normal zu essen, aber es hat diese Woche keinen einzigen Tag lang geklappt. Ich hab jeden Tag mindestens 3 Mal gekotzt. Ich fürchte mich davor wieder zuzunehmen, wenn ich es nicht tue. Ich kann während der Mahlzeit nicht aufhören, weil ich eigentlich nie satt bin. Ich kriege aber auch keinen normalen Hunger mehr, nur so richtigen Heißhunger, leider fast immer auf Sachen die streng verboten sind, weil sie erst recht fett machen (Brot, Nudeln, Süßigkeiten etc.). Außerdem kommt der Appetit jetzt meistens gleich nach dem Essen wieder. Früher waren da immer stundenlange Pausen, bevor ich überhaupt wieder Lust darauf hatte irgendetwas zu essen.

Seit Klaus weg ist und weil ich ja jetzt nicht in die Schule muss, hab ich noch weniger Ablenkung vom Essen und meinen vielen Gedanken darüber. Wenn ich alleine bin fühle ich mich sofort einsam, dabei will ich meistens allein sein, sonst kann ich nicht in Ruhe fressen und kotzen. Das geht besonders leicht am Vormittag, wenn Mutti und Vati in der Arbeit sind und Bernie beim Sommerfußballcamp ist. Ich knalle mich vor den Fernseher und mampfe eine 8-fache Portion Cornflakes und sonstiges Frühstückszeug in mich rein. Dann kotze ich alles wieder raus und putze anschließend ordentlich das Klo. Erst dann gehe ich duschen (ich kann den Gestank auf meinen Fingern und in meiner Nase echt nicht mehr riechen), putze mir die Zähne, ziehe mich an und nehme die Pille. In der Packungsbeilage steht, dass man sich bis zu vier Stunden nach Einnahme nicht übergeben darf, sonst wirkt sie nicht (das gilt übrigens auch für Durchfall im selben Zeitraum, aber das betrifft mich ja nicht ...). Dann passiert meistens ein paar Stunden nichts, bis nach dem Mittagessen (die 4-Stundenfrist!). Am Nachmittag verziehe ich mich auf mein Zimmer zum „lesen“ und hab dort die zweite Attacke. Ich hab keine Lust raus zu gehen, kann mich auf nichts richtig konzentrieren und fühle mich alles in allem einfach Scheiße. Ich hasse es gemeinsam mit den

anderen zu essen, das stresst mich total. Abends geht's aber meistens nicht anders. Da muss ich eben die brave Tochter spielen. Mutti meckert schon wieder, dass ich ihr jetzt wirklich zu dünn bin (vor nicht mal einem Jahr hat sie das noch nicht gefunden). Ich mache brav mein „Showessen" und versuche sie davon zu überzeugen, dass alles ganz normal ist, bis sie Ruhe gibt. Ich will halt einfach nicht, dass jemand bemerkt, was los ist. Wie sollte ich das überhaupt erklären? Was ist eigentlich wirklich mit mir los? Es ist doch total unlogisch. Eigentlich müsste alles in Ordnung sein. Ich habe einen lieben Freund, keinen Stress in der Schule, ich darf in einer kleinen Clique sein und trotzdem bin ich nicht glücklich? Wie undankbar bin ich eigentlich?
Also los Lilly, höre jetzt auf mit dem Scheiß!
PS: Morgen geht der tolle „Familienwanderurlaub" los. Na das kann ja heiter werden.

Dienstag, 16. Juli

Melde mich aus Kitzbühel. Der Urlaub ist furchtbar. Diese Familienüberdosis halte ich einfach nicht aus. Dauernd müssen wir was „gemeinsam unternehmen". Das kotzt mich an. Ich muss permanent die brave Tochter spielen und bin nie allein. Natürlich muss ich mir mit Bernie ein Zimmer teilen. Ich hab keine Ruhe und kann mich nicht zurückziehen. Das dauernde Essen ist eine Qual. Wir haben Halbpension, jeweils mit Buffet. Das heißt, ich muss mindestens 2 Mal am Tag speiben gehen, weil ich jedes Mal den Überblick verliere. Zuerst versuche ich immer mir nur ganz wenig auf den Teller zu tun, aber wenn ich dann das erste Mal nachhole, komme ich mir schon vor wie ein unmäßiges Schwein und dann lade ich mir gleich den Teller voll. Es gibt auch so eine riesige Auswahl und man muss dauernd Entscheidungen darüber treffen was man als nächstes essen soll – ich treffe immer die falschen! Dann muss ich sie nachher auf der bedufteten, mit Panflötenmusik beschallten Hoteltoilette, schnell wieder rückgängig machen.
Beim Wandern geht mir schnell die Puste aus und ich muss mittags, wenn wir eine Hütte erreichen gleich wieder was Essen – Heißhunger-

attacke (wovon ich natürlich wieder das meiste rauskotze). Dafür fange ich mir dann noch blöde Kommentare ein à la: „Wie kannst du nur so viel in dich reinstopfen." „Wir haben doch erst gefrühstückt, du kannst doch unmöglich schon wieder Hunger haben?" „So dünn und so verfressen!"

Apropos „so dünn". Das ist ja schon mein nächstes Problem. Es gibt im ganzen Hotel nur eine Waage und die steht im „Wellnessbereich" in der Damengarderobe. Das heißt ich kann mich nur morgens und abends, jeweils nach dem Kotzen, abwiegen (wenn ich mich unauffällig wegschleichen kann). Ich weiß auch nicht, ob das alles so genau stimmt, was diese dämliche Billigwaage anzeigt. Sie zeigt meistens 50kg an. Ich glaube, das kann nicht stimmen. Das war doch eigentlich mal ein Ziel von mir, aber ich kann mich irgendwie gar nicht drüber freuen. Ich fühle mich immer noch nicht besonders dünn, vom Gewicht her eher endlich normal. Es gibt noch ein paar Speckfalten am Bauch, die unbedingt wegtrainiert werden müssen. Aber das sollte dann schön langsam ohne zu kotzen gehen. Das macht nämlich echt keinen Spaß mehr. Ich muss das unter Kontrolle kriegen.

Mittwoch, 17. Juli

Ich hab den Tag im Griff gehabt. Hab es geschafft heute nicht zu kotzen. Ein Obsttag (+2 Reiskekse – tolerierbare Ausnahme) hat geholfen. Waage zeigte 49,5 kg – fühle mich soweit gut. Muss stark sein!

Donnerstag, 18. Juli

Verdammte Scheiße! Ich hab gar nix unter Kontrolle. Ich kann mich einfach nicht beherrschen. Ich will, dass das jetzt aufhört, aber ich weiß nicht, was ich tun soll. Ich fühle mich so entsetzlich elend. Ich bin ein ekelhaftes, abstoßendes Monster! Heute ist was Schreckliches passiert. Wir sind auf die Dingsbumsalm (hab den Namen schon wieder vergessen) gewandert. Unterwegs hat Mutti urplötzlich eine Jause ausgepackt und gemeint, wir sollten eine Rast machen und uns „stärken". Ich wollte echt kein Wurstbrot und schon gar keine Nussschokolade, aber sie hat gemeint bis zur Alm sind's noch 2 ½ Stunden und ich werde die Energie schon noch brauchen. Ich wollte das nicht essen, aber ich hab mich nicht genug dagegen gewehrt und dann hat der Heißhunger wieder zugeschlagen und ich hab nach dem Brot und dem Schokoriegel auch noch einen Apfel verdrückt. Das war alles wirklich zu viel. Ich wusste nicht, was ich tun sollte. Kein Klo in der Nähe. Keine Möglichkeit sich zu verstecken. Ich hab die Panik gekriegt. Das Essen in meinem Bauch war schwer wie ein Kilo Steine. Ich konnte richtig fühlen, wie es rumort hat und sich gleich an mir festsetzen wollte. 49,5 hab ich erreicht, das kann ich doch nicht so einfach aufgeben. Ich wollte mir einreden, dass die eine Jause nicht so schlimm ist, aber es hat nicht geklappt. Ich musste was dagegen unternehmen. Also hab ich bei der nächst besten Gelegenheit gesagt, ich muss mal schnell „hinter den Busch" verschwinden und sie sollen schon vorgehen, ich komme dann nach. Dann hab ich mich im Wald hinter einen Strauch gekauert und dort alles wieder hoch gewürgt. Ich hatte nur ein Papiertaschentuch, das auch gleich voll mit Kotze war. Also hab ich ein Blatt von Busch gerupft, um mich damit abzuwischen. Ich bin im Wald gestanden, hab gekotzt, versucht mich mit Moos und Blättern zu reinigen und mit den letzten drei Schlucken Wasser aus der Thermoskanne die ärgsten Spuren zu beseitigen. Ich bin mir vorgekommen wie ein wildes Tier. Ich hab mich so geschämt für die ganze Aktion. Nachher war ich zwar trotzdem kurz erleichtert, aber es war nicht wie sonst. Das war nicht normal, eher richtig krank irgendwie. Mit mir stimmt was nicht. Ich hab gehofft, dass ich die schlimmsten Spuren beseitigen konnte, obwohl ich mir sicher bin, dass meine rechte Hand ganz schön nach Kotze gestunken haben muss (ich hab sogar in der Erde rumgewühlt, um den Speibgeruch mit „Waldbodengeruch" zu überdecken).

Als ich die anderen eingeholt hatte, wollte ich eigentlich die übliche Nummer abziehen und hab versucht zu lächeln. Mutti hat gefragt ob „alles in Ordnung ist". Da hab ich leider plötzlich zu heulen angefangen. Mutti war recht verwirrt und hat gefragt, was los ist. Ich hab gesagt ich hab Bauchweh und mir ist irgendwie schlecht. Sie hat gemeint, ich hätte vielleicht zu schnell gegessen und mich gefragt ob die Regel bald kommt. Sie hat sich wirklich bemüht lieb zu mir zu sein. Da bin ich mir dann noch schlechter vorgekommen. Bernie hat mir Wasser aus seiner Flasche gegeben und Vati hat die Wanderung zu einer anderen Alm umgeleitet, und so den Weg um fast zwei Stunden abgekürzt. Ich hab mich dann relativ schnell wieder beruhigt, aber überhaupt nicht besser gefühlt. Nachdem wir wieder ca. eine Viertel Stunde gewandert sind, war Mutti plötzlich neben mir und hat gefragt, ob mich irgendwas bedrückt. Sie wollte wissen, ob mit Klaus und mir alles in Ordnung ist und hat dann gemeint ich soll nur wissen, dass ich immer zu ihnen (beiden Eltern) kommen kann, wenn ich ein Problem hab. Ich hab mich bedankt, gesagt, dass mit Klaus alles super ist und dass sonst eigentlich schon alles passt.

Jetzt hab ich ein fürchterlich schlechtes Gewissen, das nicht mehr weggehen will. Was ist nur mit mir los? Ich lüge meine Familie an. Das kann doch nicht so weitergehen. Ich will doch nicht so leben. Dauernd ans Essen denken und nie wirklich zufrieden und glücklich sein. Das macht doch alles keinen Sinn.

Ich glaube, ich hab wirklich ein Problem!

Die Wende – *Hintergründe*

Die Betroffene

In dieser Phase der Erkrankung wird sich die Betroffene langsam der Abnormität ihres Essverhaltens bewusst. Der aus dieser Einsicht resultierende Leidensdruck ist entsprechend groß. Einem Heißhungeranfall bzw. Ess-Brech-Zyklus folgt daher üblicherweise eine depressive Stimmung, die geprägt ist von Schuld-, Ekel- und Schamgefühlen. Das Erlebnis, die Kontrolle über das Essverhalten verloren zu haben, löst Frustration, Ärger und Selbstvorwürfe aus und mündet im Vorsatz, ab sofort das Essverhalten und das Gewicht noch strenger zu kontrollieren. Dieses Vorhaben kann jedoch immer nur eine Zeit lang durchgehalten werden. Die rigide Kontrolle provoziert nahezu den nächsten Essanfall. Üblicherweise mündet der verzweifelte Versuch, die Kontrolle über das Essverhalten zurück zu gewinnen, in einem Teufelskreis.

Dieser Teufelskreis entwickelt sich auch körperlich. Vom Körper werden mittlerweile Hunger und Sattheit nicht mehr signalisiert. Die Heißhungerattacken kommen in immer kürzeren Abständen.

Zu diesem Zeitpunkt ist es für die Betroffene bereits sehr schwer möglich der Essstörung allein zu entkommen. Sie hat sich zu einer Art extremer Ernährungsexpertin entwickelt, die Kalorienanzahlen, Nährstoffe und Beschaffenheit beinahe aller Nahrungsmittel kennt, aber für sich völlig falsch einschätzt. Sie hadert mit sich und ihrem Gewicht, das einen bestimmten Wert nicht unterschreiten zu wollen scheint (siehe Info „Set-point-Theorie").

Die Signale ihres Körpers, der durch verschiedene Schmerzen und Funktionsstörungen auf sich aufmerksam machen will, ignoriert sie oder wertet diese als nicht tolerierbare Schwäche. Die Betroffene betrachtet Kopf und Körper zu diesem Zeitpunkt als „voneinander getrennt". Sie versucht weiterhin rigoros ihren Körper wie eine Maschine zu kontrollieren und ist enttäuscht, wenn es ihr nicht gelingt. Dennoch kann die Bulimikerin in dieser Phase der Erkrankung nicht alle bereits vorhandenen körperlichen Anzeichen der Essstörung leugnen; Signale (siehe Info „Körperliche Signale der Bulimie"). Sie reagiert auf diese Hinweise abwechselnd mit Ignoranz, Ablehnung und Ängstlichkeit. Sozialer Rückzug, Depressionen sowie Selbstabwertung kommen in der Folge hinzu.

Auch nach außen hin wird es für sie immer schwieriger den Schein aufrecht zu erhalten.
Näheangst wird – meist erfolgreich – überspielt durch aufmerksames, einfühlsames und liebes Auftreten. Die Bulimikerin geht dazu über andere reden zu lassen und von sich selbst nichts mehr preis zu geben. Durch ihre liebenswürdige Art wirkt sie anziehend auf Menschen und hat meist keine Probleme Bekanntschaften zu schließen.
Sehnlich wünscht sie sich Kontakt und Nähe zu anderen Personen und gerät so doch immer stärker in eine Isolation.

Körperliche Folgeschäden

Die Folgen einer Bulimie sind nicht so auffällig wie die der Anorexie (Magersucht), so erkennt das Umfeld die Erkrankung erst spät. Heimlichkeit ist vor allem ein Merkmal für die Krankheit bei bulimischen Frauen. Oft über Jahre hinweg leben sie ein Doppelleben. Nach außen sieht sowohl ihr Erscheinungsbild, als auch ihr Umgang mit dem Essen „normal" aus.
Dennoch hat sie schwerwiegende negative Auswirkungen auf den Organismus.
Die Bulimie kann zu erheblichen gesundheitlichen Schäden bis hin zum Tod führen, wenn sie über längere Zeit besteht.
Mit folgenden körperlichen Gesundheitsschäden muss gerechnet werden:

- Störung des Mineralhaushaltes, hauptsächlich wird Kalium durch das häufige Erbrechen verloren und damit können Herzrhythmusstörungen auftreten (bis hin zum Herzstillstand auch bei jungen Menschen!)
- Störungen des Elektrolyt- und Säurebasenhaushaltes können Muskelschwäche verursachen.
- Irreversible Nierenschäden.
- Epileptische Anfälle.
- Übersäuerung der Mundschleimhaut durch den erbrochenen Mageninhalt; dadurch kommt es zu chronischen Entzündungen der Mundschleimhaut und des Zahnfleisches.
- Karies.
- Verletzungen an der Speiseröhre.
- Chronische Erweiterung des Magens mit allgemeinen Verdauungsstörungen.
- Chronische Darmträgheit.
- Vitaminmangelkrankheiten.
- Hormonstörungen (Amenorrhoe).
- Einlagerung von Flüssigkeit in der Haut und in den Gelenken mit Schwellungen und Schmerzen.
- Unregelmäßige Menstruation.
- Chronische Kopfschmerzen, Schlafstörungen, Neigung zu Krämpfen und allgemeine Leistungsschwäche.
- Erhöhte Anfälligkeit für andere Krankheiten, infolge der geschwächten Immunabwehr.

Es müssen nicht alle oben aufgeführten Schäden bei jedem Bulimiker gemeinsam auftreten. Jedoch bleiben auf die Dauer zumindest einige der aufgeführten Folgen nicht aus. (vgl. Leibold, 1986, S. 51ff)

Für die Außenstehenden

Die Bulimie hat sich nun voll entwickelt. Es herrscht bereits ein immenser Leidensdruck bei der Essgestörten. Die Betroffene zieht sich in dieser Phase der Krankheit zumeist wieder ein wenig zurück. Auch wenn es auf den ersten Blick nicht auffällig erscheint, so wirkt sie doch bei näherer Betrachtung maskenhaft, unauthentisch, gleichsam nicht gänzlich anwesend. Sie nimmt nicht gerne am gemeinsamen Essen teil, wirkt fahrig, hat für jede unangenehme Situation sofort eine Ausrede

oder Erklärung parat. Sie benimmt sich betont angepasst und reagiert konfliktscheu.
Sinnvoll ist es, sich spätestens jetzt genau über die Krankheit zu informieren und sich auch sein eigenes Essverhaltens bewusst zu machen. Einige Denkanstöße für Außendstehende um besser verstehen zu können, was in der Betroffenen vorgeht können sein:

- Wie sind / bin ich selbst aufgewachsen und welche Bedeutung hatte Essen (und alles was damit zu tun hat) für mich und meine Familie?
- War das Essen nicht schon ein Problem in meiner Familie?
- Wie habe ich Mahlzeiten in Erinnerung? Habe ich alleine gegessen? War das Essen lustvoll und entspannend oder war die Atmosphäre angespannt?
- Bin ich zum Essen ermutigt wurden? Oder hat man mich – vielleicht mit dem Hinweis auf drohendes Übergewicht – sogar dazu angehalten weniger zu essen?
- Was empfinde ich bei Sprüchen wie „Wenn du schön brav aufisst, wird morgen das Wetter schön!“ Was bewirken wohl solche Aussagen bei Kindern? Kenne ich Essen als Erziehungsmittel – als Belohnung oder Strafe?

Zur persönlichen Auseinandersetzung mit der Krankheit gehört es auch körperliche Signale und psychische Symptome der Bulimie zu erkennen, (siehe Info „körperliche Signale und psychische Symptome der Bulimie“) Verhaltensweisen der Betroffenen richtig zu deuten, sowie sich mit den Merkmalen der Bulimieerkrankung laut Definition zu befassen (siehe Info Merkmale der Bulimie“).

Merkmale einer Bulimie

Wenn sich bestimmte Kriterien eines gestörten Essverhaltens über einen längeren Zeitraum manifestieren, spricht man von „Bulimia nervosa“. Das DSM-IV (American Psychiatric Association) definiert diese folgendermaßen.

1. Wiederkehrende Episoden von Essanfällen. Eine Episode ist charakterisiert durch:
   Essensaufnahme in einer kurzen Zeitspanne (bis zu 2 Stunden), die Nahrungsmenge ist definitiv größer, als die meisten Menschen

in einer vergleichbaren Zeit unter ähnlichen Umständen essen würden.
Ein Gefühl des Kontrollverlustes während des Essanfalles (das Essen nicht stoppen oder nicht kontrollieren zu können, was bzw. wie viel gegessen wird).

2. Wiederkehrendes, unangemessenes Kompensationsverhalten, um eine Gewichtszunahme zu verhindern, wie selbst induziertes Erbrechen, Abusus (Missbrauch) von Laxanzien (Abführmitteln), Diuretika, Klistieren oder anderer Medikation, Fasten oder exzessive sportliche Übungen.
3. Essanfälle und unangemessene Kompensationsmechanismen treten im Schnitt mindestens zweimal wöchentlich für drei Monate auf.
4. Die Selbstwahrnehmung ist unangemessen durch Figur- und Gewichtbeeinflussung.
5. Die Störung tritt nicht ausschließlich während Episoden einer Anorexia Nervosa auf (in dem Fall handelt es sich um Anorexia Nervosa: bulimischer Typ).
   Hier wird noch zwischen dem purging-type (selbstinduziertes Erbrechen, Missbrauch von Abführmitteln, Diuretika, Brechmittel etc.) und dem non-purging-type (exzessiver Sport und Fasten als Gegenmaßnahmen zu Fressattacken) unterschieden.

Eine weitere Definition der Merkmale von Bulimie liefert das der ICD–10.
Kriterien des ICD–10, F 50.2 Bulimia Nervosa:

1. Andauernde Beschäftigung mit Essen, unwiderstehliche Gier nach Nahrungsmitteln.
2. Essattacken, bei denen in kurzer Zeit sehr große Mengen an Nahrung konsumiert werden.
3. Versuch dem „dick machenden“ Effekt von Nahrungsmitteln durch verschiedene ausgleichende Verhaltensweisen entgegenzusteuern: selbst herbeigeführtes Erbrechen, Missbrauch von Abführmitteln, zeitweilige Hungerperioden, Einnahme von Appetitzüglern, Schilddrüsenpräparaten oder Diuretika.
4. Bei Diabetikerinnen kann es zur Vernachlässigung der Insulinbehandlung kommen.
5. Krankhafte Furcht dick zu werden.

Der neue Weg – *Erfahrungsbericht*

Sonntag, 21. Juli

Wir sind wieder aus Tirol zurück. Nach dem furchtbaren Desaster am Donnerstag ist zwar keine so extreme Situation mehr vorgekommen, aber trotzdem war der Urlaub insgesamt ein ziemlicher Reinfall; von Erholung keine Spur. Ich hab in den letzten Tagen nicht viel geredet. Mir ist das alles nach wie vor sehr peinlich und ich muss viel darüber nachdenken. Die Eltern haben mich bis gestern noch ein bisschen geschont. Ich denke, sie schieben mein Verhalten entweder auf Probleme mit Freundinnen oder einfach auf die berühmten „Hormone".
Jetzt kann ich mich endlich wieder in meinem Zimmer verkriechen und hab zumindest zeitweise meine Ruhe. Hab mich gleich nach dem Heimkommen wieder auf unsere Waage gestellt. 51 kg, also ging die Waage in Kitzbühel doch 1,5 Kilo falsch – keine Überschreitung der magischen Grenze.

Montag, 22. Juli

Heute Vormittag war ich wieder alleine zu Hause. Da hatte ich endlich ein bisschen Ruhe, aber nach einer Stunde war mir schon so entsetzlich langweilig, dass ich wieder einen Fressanfall hatte. Ich will das gar nicht und mir geht's auch momentan wirklich nicht so gut. Ich hab jetzt wirklich dauernd Magenschmerzen. Ich trinke viel Tee, damit sich das ein

bisschen bessert, aber wenn natürlich dazwischen gekotzt wird, ist das wahrscheinlich nicht so gut. Der einzige Lichtblick heute:
Nur mehr 5 Mal schlafen, dann ist er endlich wieder da. Ich hab die Postkarte von Klaus bekommen. Er freut sich schon darauf mich wieder zu sehen, schreibt er. Ich hoffe, wir können uns gleich treffen, nachdem er zurück ist. Das wird mich sicher aufbauen ... hoffentlich.

Mittwoch, 24. Juli

Ich war nachmittags in der Stadt und wollte eigentlich nur ein bisschen bummeln und mir ein neues Oberteil für Samstag kaufen. Nachdem Karin bald Geburtstag hat, war ich auch in einer Buchhandlung um etwas für sie zu besorgen. Neben dem Regal mit den Diätbüchern hab ich dann ein Buch gefunden. In dem Buch geht es um „gestörtes Essverhalten“, im Besonderen um „Bulimie“ (Ess-Brech-Sucht). Ich hab zuerst geschaut, ob mich eh niemand beobachtet und dann ein bisschen darin geblättert. Gleich am Anfang gibt es einen Test, der einem zeigt, ob man eine solche „Essstörung“ hat. Ich hab mir alles so ein bisschen durchgelesen und wenn ich die angeführten Merkmale mit meinem momentanen Leben vergleiche, muss ich leider zugeben: ich bin wahrscheinlich „essgestört“. Oh mein Gott, was soll ich jetzt machen? Zu dem Kapitel „Hilfe für Betroffene“ bin ich gar nicht mehr gekommen. Ich war wie in Trance, total schockiert. Ich hab das Buch schnell zurückgestellt und bin aus dem Buchgeschäft raus, aber seither geht mir die Sache nicht mehr aus dem Kopf.
Ich dachte mir schon, dass das mit dem Kotzen in letzter Zeit nicht mehr normal ist, aber ich hab immer geglaubt, dass das nur eine Phase ist, die wieder vorbei geht. Woher hätte ich wissen sollen, dass das irgendwie eine Krankheit ist?
Ich glaube, ich muss mir das Buch bei Gelegenheit kaufen. Vielleicht hab ich mich ja geirrt. Kann sein, dass ich das alles viel zu dramatisch sehe. Ich bin ja nicht magersüchtig oder superdünn oder so. Ich will sowieso jetzt endlich mit dem Kotzen aufhören!

Freitag, 26. Juli

Hab heute mein Gesicht im Spiegel genau betrachtet. Ich hab Hamsterbacken und bin blass. Meine Haare sind strähnig, meine Haut trocken/schuppig und ich hab geschwollene Tränensäcke. Mein Zahnfleisch ist entzündet und meine Lippen rissig.
Wie soll ich morgen Klaus begegnen, wenn ich so hässlich aussehe? Ich bin so nervös! Wird alles so sein wie vorher? Werden wir miteinander reden können? Kann ich ihm davon erzählen, dass ich vielleicht ein Problem habe? Nein, das geht nicht, das wäre zu peinlich. Hauptsache er mag mich noch. Ich bin so unsicher.
Ich hab mich heute nach der letzten Fressattacke abends lange heiß geduscht, eine Feuchtigkeitsmaske und Gurkenscheiben aufgelegt und für die Nacht meine Lippen dick eingecremt. Hoffentlich hilft das alles ein bisschen über Nacht.

Körperliche Signale und psychische Symptome der Bulimie

Körperliche Signale:

Im Verlauf der Krankheit entwickeln sich mumpsartige Schwellungen der Speicheldrüsen (Blasengelgesicht). Es entstehen Magenwandschädigungen, Speiseröhrenrisse, Schmelzdefekte an den oberen Schneidezähnen und Kariesentwicklung aufgrund des sauren Mageninhalts. Durch das absichtlich herbeigeführte Erbrechen kommt es häufig zu Veränderungen an der Rückseite der Fingergrundgelenke. Bei Gefahr von Untergewicht kann die Regelblutung ausbleiben.
Schwindelgefühle, Herzklopfen, Konzentrations- sowie Schlafstörungen und chronische Verdauungsbeschwerden sind ebenfalls körperliche Reaktionen auf das gestörte Essverhalten.

Psychische Symptome:

Essgestörte essen meist heimlich. In der Öffentlichkeit ist ihr Essverhalten sehr kontrolliert.
Sie besitzen ein ausgeprägtes Schamgefühl. Zumeist haben sie an sich selbst ein übersteigertes Anspruchsniveau (besonders an das „Frau-

Sein"). Betroffene leiden häufig an Depressionen und Stimmungsschwankungen, die bis hin zur Selbstmordgefahr reichen. Oft besitzen sie zwar Krankheitseinsicht, die Wahrnehmung ihres eigenen Körpers ist allerdings meist sehr verzerrt. Sie empfinden sich auch dann als zu dick, wenn sie erwiesenermaßen normal- oder sogar untergewichtig sind. Während einer Heißhungerattacke empfinden sie sich oft selbst als „nicht zu ihrem Körper gehörig".

Sonntag, 28. Juli

Wir sind noch zusammen. Das ist gut, aber irgendwie war es gestern trotzdem komisch.

Klaus hat mich am späten Nachmittag (nur zwei Stunden, nachdem er aus dem Urlaub zurück war) von zuhause abgeholt. Bei der Begrüßung waren wir beide ziemlich verlegen, aber dann hat er seine Arme um mich gelegt und wir haben uns erst mal ganz fest gedrückt. Da hab ich erst so richtig bemerkt, wie sehr ich ihn vermisst hatte. Wir haben uns dann auch geküsst, aber ich hab befürchtet, dass meine Lippen zu rau sind und ich irgendwie aus dem Mund rieche (obwohl ich vorher Zähne geputzt und Kaugummi gekaut hatte). Dann sind wir spazieren gegangen und haben uns gegenseitig von den langweiligen Familienurlauben erzählt. Dann hat er gemeint er findet es so blöd, dass wir beide schon nächste Woche zu arbeiten beginnen müssen und uns dann wieder nicht oft sehen. Er muss jetzt auch noch öfter mit seiner kleine Schwester lernen. Sie hat leider eine Nachprüfung in Englisch – die Arme. Ich hab angeboten zu helfen, „because my Englisch is superkalifragilisticexpaligosious".

Klaus hat sich ganz lieb bedankt. Er hat gemeint, dass er noch nie so einen hilfsbereiten, netten, lustigen Menschen wie mich getroffen hat. Dabei fühle ich mich doch ganz anders. Tja, so glauben die Leute eben, dass ich bin und eigentlich sollte ich damit auch zufrieden sein. Ich wollte es doch immer so. Jetzt hab ich einen Freund, der auch nicht sieht, dass ich mich deprimiert, hässlich, gierig, wertlos, ekelhaft und schwach fühle. Ich hab, glaube ich, wirklich eine Maske auf. Aber wahrscheinlich ist das auch besser so. Wer will schon eine Freundin, die sich den Finger in den Hals steckt, weil sie mit dem Leben nicht zurecht kommt? Ich glaube, ich hab gar keinen Freund verdient.

Montag, 29. Juli

Ich war den ganzen Tag mit fressen und kotzen beschäftigt – 4 Mal heute, das ist ein neuer erbärmlicher Rekord. Hab am Vormittag ordentlich eingekauft und mich dann in meinem Zimmer verschanzt (war bis 4 Uhr nachmittags allein zu Hause). Wird Zeit, dass der Ferienjob anfängt, damit ich endlich wieder eine Abwechslung hab und mich mit etwas anderem beschäftigen muss! Außerdem brauche ich dringend Geld. Die Fressorgien kosten ganz schön viel, auch wenn ich eh versuche billig, große Mengen einzukaufen.

Abends hab ich mit Klaus telefoniert. Wir hatten uns ausgemacht, dass er anruft, aber eigentlich hatte ich keine rechte Lust mit ihm zu reden. Er hat heute wahnsinnig viel erlebt, ich natürlich gar nix. Zumindest nichts, was erstens interessant und zweitens überhaupt erzählbar wäre. Ich kann wohl kaum zu ihm sagen: „Um 10 hab ich mit meinem ersten Fressanfall begonnen, eine spannende Mischung aus Eierspeise mit einem halben Toastbrot und Cornflakes. Mittags hab ich mir dann ein halbes Kilo Spagetti mit Tomatensauce gekocht und später das lustige „Nudelndurchdenhalswürgen-Spiel“ gespielt. Am Nachmittag ging's weiter mit gekauftem Kuchen und Eis und kurz darauf noch einmal mit dem Klassiker – Nutellatoast, alles versetzt mit insgesamt 2 Liter Cola. Dazu hab ich hauptsächlich ferngesehen, oder zur Abwechslung ein bisschen Zeitung gelesen und Musik gehört. Um 4 bin ich dann wenigstens noch 40 Minuten joggen gewesen, damit ich mich heute überhaupt bewege. Aber ich musste zwischendurch 8 Minuten gehen, weil mir die Puste ausgegangen ist.“

Klingt doch aufregend, oder? Ich hab dann lieber ihn über seine Erlebnisse vom Modellflugzeugbauen bis zum Shoppingbummel mit seiner großen Schwester erzählen lassen und es ist ihm auch nicht besonders aufgefallen, dass ich eher ruhig war, glaube ich. Morgen wollen wir uns treffen, aber erst am Nachmittag (vorher muss ich unbedingt noch trainieren). Seine kleine Schwester Theresa kriegt Nachhilfe und dann wollen wir aufs Sommerfest (so eine Freiluftveranstaltung in der Stadt). Irgendwie hab ich gar keine Lust auf so viele „Termine“, aber es ist wohl besser ich gehe raus, als ich bleibe den ganze Tag daheim ... ans Essen denken muss ich sowieso überall. Weniger Gelegenheiten bedeuten hoffentlich weniger kotzen.

Mittwoch, 31. Juli

Das mit Klaus und mir wird nicht gut gehen. Also der Nachmittag gestern war noch sehr nett. Wir haben Theresa, wie besprochen, gemeinsam bei ihnen zu Hause Nachhilfe gegeben. Dann ist noch Klaus' Mutter aufgetaucht und hat uns mit Kaffee und Kuchen überfallen. Sie war sehr nett, aber mir war das natürlich entsetzlich unangenehm. Ich hab brav mein Stück aufgegessen, dann hat mein Bauch nach mehr geschrieen, aber ich wollte nicht unhöflich sein und hab mir nichts nachgenommen. Also war ich dann halt nur wegen einem Stück Kuchen kotzen. Klaus' Familie hat eine hübsche Toilette. Ich hab echt überhaupt keinen Stolz mehr.

Und abends kam dann die große Show. Auf dem Sommerfest sind Klaus und ich zusammen Riesenrad gefahren. Da sagt er doch tatsächlich zu mir er „liebt mich“. Ich war so überrascht, dass ich nur sagen konnte „danke, das ist sehr lieb von dir“. Das war so peinlich. Ich hab ihm gar nicht in die Augen schauen können, aber damit er sich nicht blöd vorkommt hab ich ihm einen kleinen Kuss gegeben und mich gleich an ihn gekuschelt. Den Rest der Fahrt und des Abends haben wir nicht mehr darüber gesprochen, Gott sei Dank!

Wie kann er so was nur sagen? Das stresst mich jetzt total! Ich meine, wie kann er das behaupten? Er kennt mich doch gar nicht richtig. Sonst wüsste er, dass ich nicht die freundliche, nette, lustige Lilly bin, in die er glaubt verliebt zu sein. Ich bin ekelig, launisch, zickig, verdreht, undankbar und wenn ich wieder fett werde, überhaupt total uninteressant. Ich hab doch gar nichts zu bieten, ich bin nicht mal normal. Irgend-

wann wird er das auch noch bemerken und dann lässt er mich sowieso sitzen.
„Liebe“ ist so ein großes Wort. Ich weiß doch gar nicht, wie sich das anfühlen muss. Ich glaube, ich bin es gar nicht wert, dass er mich liebt. Außerdem, bedeutet das sicher, dass er bald mit mir schlafen will und das kann ich mir im Moment nun wieder gar nicht vorstellen. Ich bin total verwirrt und hab Angst. Na toll, jetzt heule ich auch noch. Was soll ich tun?

PS: Morgen beginnt das Ferienpraktikum ...
PPS: Hab heute totales Sodbrennen. Mir stößt es dauernd Magensaft auf, keine Ahnung warum. Hab eigentlich nicht sehr viel gegessen; nur 1 Mal gekotzt.

Donnerstag, 1. August

Ich hab mein überzeugendstes „aufstrebende, interessierte junge Dame“ – Gesicht aufgesetzt und meine „Businessverkleidung“ angelegt und bin heute zu meinem Bürojob angetreten. Die „Kollegen“ haben mich nicht sonderlich beachtet, waren aber im Großen und Ganzen nett zu mir. Ich durfte alte Adresslisten korrigieren, sehr spannend. Nach zwei Stunden konnte ich mich fast nicht mehr konzentrieren – Büroarbeit. Wie langweilig. Naja, immerhin verdiene ich fast 600 Euro in einem Monat, das muss ich mir halt immer wieder denken.
Mittags hab ich dann die Kantine inspiziert. Es gibt drei Mittagsmenüs. Die kosten zwischen 1,75 Euro und 3,20 Euro (je nachdem ob vegetarisch oder nicht, mit oder ohne Nachspeise). Herr Langermann hat mich auf mein erstes Mittagessen eingeladen – mit allem drum und dran. Das war sehr nett von ihm, aber natürlich konnte ich das nicht wirklich „annehmen“. Hab mir schon 2 Toiletten angesehen, die etwas abseits der Büros liegen und nicht so stark frequentiert sind. Eine davon wurde mit dem Mittagessen eingeweiht. Gott sei Dank hab ich mir für den Nachmittag einen Apfel gekauft. Damit hab ich dann bis zum Abendessen durchgehalten. Kaffee und viel Wasser sind auch nicht so schlecht.

Bin soweit ganz zufrieden. Morgen darf ich vielleicht schon telefonieren – wie aufregend (...)
Hab heute also nur 1 Mal gekotzt, was gut war. Abends hab ich ein Joghurt mit Knäckebrot gegessen. Das war soweit okay.
Klaus hat netterweise angerufen und wollte wissen, wie's mir geht. Sein Job hat auch heute angefangen – ein Monat Paketdienst bei der Post. Wir treffen uns erst übermorgen, weil er morgen bis 18 Uhr arbeiten muss und nachher mit seiner Familie irgendein „Tantengeburtstagsessen“ hat. Mir ist das eigentlich ganz recht so. Ich weiß immer noch nicht, wie ich mit der Sache von vorgestern umgehen soll.

20:30 Eltern sind gerade von ihrem Weinverein-Treffen nach Hause gekommen und wollten unbedingt noch wissen, wie mein erster Arbeitstag war. Welch ungewöhnliches Interesse an mir und meinen Beschäftigungen (...).

Samstag, 3. August

Klaus und ich waren heute wieder im Bad und haben Gott sei Dank dort Max, Melly und Nicky getroffen. Das heißt, ich musste mit Klaus nicht allein sein und es gab keine Gefahr weiterer Liebeserklärungen.
Ich hab mich auch wirklich gefreut die anderen mal wieder zu sehen. Sie haben von ihren Urlauben und jetzigen Ferienjobs erzählt. Ich glaube Klaus hat es ein bisschen komisch gefunden, dass ich nicht dauernd an ihm geklebt bin, aber in Gesellschaft ist das ja auch nicht so wirklich angebracht finde ich, oder?
Er hat mich um Mitternacht zum Moped gebracht (ja in den Ferien darf ich seit neuestem manchmal länger wegbleiben) und mich gefragt, ob alles in Ordnung mit mir ist. Ich hab gesagt, dass alles bestens ist, ihn umarmt und ihm dann noch gesagt, dass ich ihn sehr lieb hab (als kleinen Ausgleich für die Dienstagliebeserklärung). Er hat gesagt, er würde gerne mehr Zeit mit mir verbringen, aber wir müssen ja nun beide arbeiten und da können wir uns wieder nicht so oft sehen. Wenn ich ehrlich bin, macht mir das gar nicht so viel aus. Ich will nicht so umklam-

mert werden. Da kriege ich keine Luft. Ich fühle mich ja so in meinem Leben schon genug eingezwängt und kontrolliert. Da brauche ich das nicht auch noch in einer Beziehung. Aber vielleicht sehe ich das alles falsch. Es liegt bestimmt an mir. Ich weiß eben nicht, wie man einen Menschen glücklich macht.

Montag, 5. August

Die Arbeit war nicht besonders aufregend. Ich musste heute Kiloweise alte Akten zerschreddern und dann das Altpapier entsorgen. Das war wenigstens ein bisschen Bewegung.
Zufällig waren Mutti und ich abends allein zuhause (Bernie übernachtet bei einem Freund, Vati war beim Sport) und wir sind mal ein bisschen zum Reden gekommen. Sie wollte wissen, ob mit mir alles in Ordnung ist. Damit sie ja nicht auf die Idee kommt vom Essen zu reden, hab ich sie mit der „Klaus-Liebeserklärungsgeschichte" abgelenkt und ihr erzählt, dass mir das momentan alles ein bisschen zu kompliziert ist. Sie hat gemeint, dass ich mich zu nichts drängen lassen soll, was ich nicht will – typisch Mutter, denkt immer nur an Sex. Dann hat sie gesagt, dass ich mir meine Freiheit erhalten und nicht alles so ernst nehmen soll. Sie meint, ich muss mich jetzt noch nicht auf einen fixen Freund festlegen. Das klingt für mich nicht so schlecht. Vielleicht ist es besser, wenn ich mich erst mal auf meine Ausbildung konzentriere und das mit der Beziehung noch ein bisschen verschiebe. Damit erspare ich mir einige Probleme denke ich, wenn ich Mutti so zuhöre. Sie sagt eine Partnerschaft ist sehr schwierig. Sie streitet oft mit Vati, aber sie will uns damit nicht belasten. Man muss einiges aushalten als verheiratete Frau. Mutti hat mir keine Details erzählt, aber ich glaube, sie ist oft einsam und fühlt sich von Vati allein gelassen. Es ist selten, dass sie mir gegenüber so offen ist und wir über so wichtige Dinge sprechen. Da fühle ich mich gleich ein bisschen erwachsener. Natürlich darf ich Vati nichts über unser Gespräch verraten.
Ich befürchte, ich muss mit Klaus Schluss machen.

Donnerstag, 8. August

Ich hab mit ihm Schluss gemacht. Ich war schneller als er. Es wäre sowieso irgendwann passiert. Jetzt bin ich wieder allein. Obwohl ich es so wollte, fühle ich mich jetzt entsetzlich mies. Ich habe wieder niemanden zum Reden, keinen der mich versteht und ich bin selbst daran schuld. Warum fühle ich mich nicht besser? Ich hab ihm wehgetan und das tut mir so unendlich leid!
Wir haben uns um 5 im Kaffeehaus getroffen und sind anschließend spazieren gegangen. Ich hab gesagt, ich muss mit ihm reden. Ich glaube, da hat er sich schon gedacht, dass was nicht stimmt. Wir sind nebeneinander hergegangen und ich hab ihn gebeten mir zuzuhören. Wenn ich ihn dazwischen hätte reden lassen, hätte mich das nur verwirrt und ich hätte nie geschafft zu sagen, was ich vorhatte. Es klang in etwa so:

Klaus, du bist der tollste Mensch, den ich je getroffen habe. Du bist immer so lieb und verständnisvoll mir gegenüber. Wir können über alles reden und haben auch noch Spaß miteinander. Wir waren schon Freunde, bevor wir zusammen gekommen sind und ich hoffe, dass das immer so bleiben wird, egal was passiert (da wird er vermutlich dann schon gewusst haben, was als nächstes kommt). Ich glaube nicht, dass ich die Richtige für dich bin. Ich kann dir nicht die Gefühle entgegenbringen, die du verdient hast. Ich bin noch nicht bereit für eine richtige Beziehung. Du machst im kommenden Jahr deine Matura, wir werden kaum Zeit füreinander haben und ich muss mich auch auf meine Ausbildung konzentrieren.
An der Stelle hat Klaus mir widersprochen und gemeint, dass wir das alles auf jeden Fall schaffen können, wenn wir nur wollen. Ich hab mir die ganze Zeit nur gedacht, dass alles sowieso aus wäre, wenn er von meiner Essstörung wüsste. Aber ich hab ihm nichts davon erzählt. Das spielt auch in dem Fall keine Rolle. Er kennt mich nicht, wie ich wirklich bin. Ich weiß ja selbst oft nicht, wer ich bin. Jedenfalls bin ich nicht mehr die Freundin von Klaus.
Wir haben noch über einige Dinge gesprochen. Er hat gemeint, er wird eine Zeit brauchen, um das alles zu verarbeiten. Er ist sich noch nicht sicher, ob er sich später eine Freundschaft mit mir vorstellen kann. Es

hat ihn auf jeden Fall getröstet, dass es keinen anderen gibt und dass es nicht an ihm gelegen hat. Er hat alles richtig gemacht.
Ich bin wieder allein und habe nichts als meine Fress-Kotzorgien, die furchtbare Leere in meiner Seele und die vielen hungrigen, belastenden Gedanken in meinem Kopf.
Ich bin ein Idiot.

Sonntag, 18. August

Die Tage vergehen – irgendwie. Ich fresse und kotze viel. Ich hab dauernd Durst, meine Nieren tun weh. Eine Heißhungerattacke folgt der nächsten. Meine Versuche nicht zu kotzen enden meistens spätestens beim Mittagessen. Ich kann mich nicht konzentrieren, bin müde, mir ist auch bei 30 Grad kalt. Ich hab immer Magenschmerzen. Ich kann nicht scheißen. Ich hab manchmal so ein Stechen in der Brust und meine Muskeln zittern gelegentlich einfach so, auch wenn ich sitze. Ich hab meistens Kopfweh und heule mich in den Schlaf. Die Pille hab ich wieder abgesetzt. Braucht sowieso niemand. Ich fühle mich wie ein Wrack.
Ich wiege 51 kg.
Aber nach außen hin versuche ich stark zu sein. Mutti bewundert, wie toll ich mit meinem „neuen Singledasein" und der Arbeit zu Recht komme. Sie sagt, sie ist stolz auf mich. Ich bin ein großes, starkes Mädchen.
Niemand bemerkt etwas. Komm mir vor wie Dr. Jekyll und Mr. Hyde. Das ist doch kein Leben.

Mittwoch, 21. August

Ich hab mir vorgestern das Buch zum Thema „Essstörungen" und „Bulimie" gekauft, das ich letzten Monat in der Buchhandlung gesehen hab. Es ist mir nämlich seither nicht mehr aus dem Kopf gegangen. Wenn ich nicht zuhause bin, verstecke ich es im Kasten hinter den Wintersachen. Nicht auszudenken was passiert, wenn Mutti das finden würde ...
Ich hab es gleich am ersten Abend fast ausgelesen. Es ist erschreckend, wie viel da über mich drinsteht. Ich hab es schon länger geahnt, aber

ich glaube, ich bin eine von denen über die da geschrieben wird. Ich bin Bulimikerin! Ich habe eine Krankheit! Ich weiß nicht, was ich jetzt tun soll!
PS: In dem Buch stehen natürlich auch weitere links und Buchtipps, die ich mir vielleicht besorgen werde.

3:18 kann nicht schlafen, wache ständig auf und schaue auf die Uhr! Ich bin Bulimikerin. Ich habe eine Essstörung! Ich halte dieses Leben nicht mehr aus. Es wäre doch alles einfacher, wenn ich nicht mehr da bin. Die Eltern müssten sich nicht mehr über mich ärgern, Bernie hätte genügend Aufmerksamkeit, Klaus wäre nicht verletzt worden, die Mädchen in der Schule hätten kurz eine Skandalgeschichte, aber ich würde ihnen nicht lange fehlen, denn sie waren ohne mich sehr zufrieden. Niemand braucht mich. Niemand wird mich vermissen. Was erwarte ich mir eigentlich von diesem Leben. Ich bin doch ein absoluter Niemand, ein nichts. Es ist doch komplett egal, wenn ich nicht mehr da bin. Aber ich bin ja auch zu feige mich umzubringen. Stattdessen fresse und kotze ich und tue mir selber leid. Ich bin doch nicht die einzige, die solche Probleme hat. Andere Menschen lösen viel schwierigere Aufgaben und ich kann nicht mal „essen". Ich will nicht mehr, ich kann nicht mehr!

Donnerstag, 22. August

Ich bin wieder aufgestanden, zur Arbeit gegangen, heimgekommen, hab Smalltalk gemacht, gegessen, gekotzt, mit Bernie gespielt, ferngesehen, mit Melly telefoniert, gegessen, gekotzt, gelesen, gegrübelt, im Zimmer die Decke angestarrt, gegessen, gekotzt ... der Tag ist irgendwie von selber vergangen.

Sonntag, 25. August

Nicky hat gemeinsam mit Melly und einer ihrer Volkschulfreundinnen (geht nicht auf unsere Schule), eine „Sommerfinale" Party im Garten

ihrer Oma veranstaltet. Jeder war eingeladen, also auch ich. Da waren haufenweise Leute (sicher so an die 50), die meisten hab ich nicht gekannt (außer die Üblichen – Max, Barbara etc.). War sowieso egal. Ich wollte eigentlich gar nicht hingehen. Momentan bin ich nicht so in Partystimmung. Andi war auch da. Er hat mich gegrüßt und wir haben ein bisschen geplaudert. Ich war sehr cool finde ich. Hab so getan, als wäre das alles schon Ewigkeiten her und echt kaum der Rede wert gewesen... „so ist das Leben, man lernt sich kennen und dann verliert man sich wieder aus den Augen". Er hat gesagt, dass ich gut ausschaue – haha, blöder Idiot, der hat doch keine Ahnung! Ansonsten hab ich mich in der Menge versteckt und versucht nicht aufzufallen, das war gar nicht schwer. Bei solchen Riesenparties kommt man sowieso nicht richtig zum Reden, zu laut, zu unpersönlich und wenn einen jemand nervt, geht man einfach wo anders hin. Im Endeffekt hatte ich aber keine Lust auf Smalltalk und Salzgebäck mit Wodka-Orange und hab mich bald wieder verdrückt ohne wem was zu sagen – es waren ohnehin alle beschäftigt und wem fällt schon auf, dass Lilly eine Party verlässt (bzw. weiß irgendwer, dass ich da war?). Bin noch relativ lange mit dem Roller herumgefahren, hatte ja erst um 00:30 Sperrstunde.
Über die Eisenbahnlinie in der Nähe der Autobahn ist eine hohe Brücke. Auf der hab ich Pause gemacht und bin lange dort gestanden. Ich musste daran denken, was sich gestern Nacht in meinem Kopf abgespielt hat. Ich hatte echt das Gefühl, ich verliere den Verstand! Ich hab hinuntergeschaut auf die Geleise, der Wind wehte und die Augustsommernacht war schon sehr kühl. Der Herbst kündigt sich schon an. Für einen Moment hab ich gedacht ich sollte springen. Ich hab mir vorgestellt, wie ich falle, wie ich am Boden aufschlage, kurz noch spüre, wie meine Knochen brechen, aber bevor ich Schmerzen spüre, bin ich schon tot.
Ich erspare mir ein Leben voller Einsamkeit, Liebeskummer, Fehler, Ängste, Feigheit, Niederlagen, falscher Freunde, Wettbewerb, Kritik, Versagen, Krankheit, Schwäche, Unsicherheit, Druck, Hunger und Überfülle. So will ich nicht leben.
Und dann hab ich ganz plötzlich etwas gespürt. Da war so ein Gefühl, ein bisschen trotzig und skeptisch, ungeduldig und trotzdem sicher. Das

Gefühl hat sich in einen Gedanken verwandelt und der hat gemeint: „Das kann's doch nicht gewesen sein! Nein, das kann nicht alles gewesen sein! Da kommt noch was! Und was da kommt, darauf bin ich neugierig, das will ich herausfinden, das möchte ich nicht versäumen. Vielleicht gibt's auch noch ganz viele gute Dinge im Leben. Ich kann mir doch nicht die Möglichkeit verbauen, dass ich mitkriege, wie auch die vielleicht einmal passieren! Was ist mit Liebe, Sex, Familie, Kindern, Freundschaften, Erfolgen, Reisen, Erfahrungen, Zufriedenheit, Sicherheit, Gelassenheit, Freude, Ruhe, Selbstbewusstsein und Genuss? Das will ich kennen lernen, das will ich erleben!"
Dann bin ich nach Hause gefahren. Etwas hat sich verändert.

Dienstag, 27. August

Ich finde nicht den Mut mich zu „outen". Wie soll ich erklären, dass ich ein Problem habe, das ich nicht alleine lösen kann? Wie kann ich um Hilfe bitten, ohne für komplett lächerlich gehalten zu werden? Ich habe an die Möglichkeit gedacht, erwischt zu werden, aber das ist zu riskant, vor allem, wenn es vor dem Kotzen passiert. Wenn ich es den Eltern sage, kann ich nie wieder zu Hause auf der Toilette speiben. Sie würden es außerdem sicher nicht verstehen. Ich hab Angst, dass sie mich für verrückt halten. Könnte ich es Nicky oder Melly sagen? Die wüssten doch auch nicht, was zu tun ist. Vielleicht ist es das Beste, ich erzähle es Karin. Sie hat auch schon schlimme Sachen durchgemacht (obwohl das Dinge waren, für die sie nichts konnte, im Gegensatz zu mir). Wenn ich nur daran denke, jemandem von der „Bulimie" zu erzählen, geniere ich mich schon. Vielleicht steht in dem Buch etwas dazu, das mir weiterhelfen kann?!

Freitag, 30. August

Ich lese viel über die Krankheit und meine Symptome, weiß nun schon sehr gut darüber Bescheid. Außerdem will ich wirklich etwas dagegen tun bzw. mir Hilfe suchen. Leider ändert das gar nichts daran, dass ich

weiter die schrecklichsten Dinge tue. Ich traue mich fast nicht es hier aufzuschreiben ...
Mutti kam gestern viel zu früh von der Arbeit mit Migräne nach Hause. Ich war mitten in einem Fressanfall (Gott sei Dank im Zimmer, ich bin ihr gleich entgegengelaufen und hab gefragt, was los ist, damit sie nicht zu mir hereinschaut). Sie hat sich dann ins Schlafzimmer gelegt und es musste mucksmäuschenstill sein. Ich hab natürlich Panik gekriegt. Die Lüftung im Klo ist zu laut, man kann sie auch nicht ausschalten (sonst ein Vorteil, jetzt ein Nachteil, wie ironisch). Für so eine Fressorgie brauche ich mindestens 10 Minuten Zeit am Klo und ich kann nicht garantieren, dass man nicht trotzdem eventuell Würgegeräusche von drinnen hören kann. Ich hatte solche Angst, dass sie was bemerkt, dass ich mit einem Plastiksackerl in den Keller gegangen bin und dort hineingekotzt hab. Dann hab ich es mit dem normalen Restmüll in die Tonne geworfen (gut versteckt natürlich). Das alles ist so erbärmlich. Aber erstaunlicherweise bestätigt es mich darin, dass ich dringend was unternehmen muss. Ich will so nicht mehr weitermachen!

PS: Heute war auch mein letzter Arbeitstag – nächste Woche gibt's endlich wieder Geld!
Hab Angst, dass ich noch mehr Zeit für die Bulimie hab, wenn ich nicht mehr arbeite.
Gott sei Dank fängt die Schule bald wieder an!

Montag, 2. September

Ich bin nervös. Ich war schon zwei oder drei Mal in Situationen, in denen ich eine Chance gehabt hätte die Krankheit zu „beichten“, aber ich war jedes Mal zu feige. Heute war ich mit Karin im Kaffeehaus. Sie hat mir von ihrem Sommer erzählt, dass sie einiges aufgearbeitet hat und jetzt einen neuen Anfang machen will. Sie wohnt bei ihrer Mutter, besucht aber auch den Vater mindestens zwei Mal pro Woche. Wir haben über das Erwachsenwerden gesprochen und wie schwer das oft ist. Herauszufinden, wer man ist, man selbst zu sein, auch wissend, dass

man es nicht allen recht machen kann. Es war ein tolles Gespräch, die Gelegenheit war günstig, aber im letzten Moment hab ich dann doch einen Rückzieher gemacht.
Auch mit Mutti und Vati hätte ich in den letzten Tagen ein paar Mal reden können, aber ich hab mir dann jedes Mal gedacht, vielleicht ergibt sich noch eine bessere Situation. Ich glaube, ich muss da mehr nachhelfen.
PS: heute 2 Mal gekotzt – 51 kg (relativ konstant) – trotz Selbstanalyse komme ich allein nicht weiter.

Mittwoch, 4. September

Der Schulbeginn steht bevor. Ich war mit Bernie Schulsachen besorgen. In der Stadt geht es wieder ein bisschen hektischer zu. Der Sommer ist vorbei, der Herbst fängt langsam an. Ich spüre einen neuen Anfang.

Freitag, 6. September

Ich hab Mutti und Vati um ein Familiengespräch gebeten. Sie waren sehr überrascht. Sie haben gemeint, wir könnten doch gleich darüber sprechen, wenn ich etwas auf dem Herzen habe. Aber ich habe ihnen vorgeschlagen uns morgen vormittags, 10:00 Uhr zusammenzusetzen. Ich habe sie auch gebeten, sich Zeit zu nehmen und mir jetzt keine Fragen zu stellen. Sie waren sehr perplex, aber sie haben zugesagt. Jetzt gibt es kein Zurück. Ich bin furchtbar nervös und würde am liebsten alles wieder absagen. Ich weiß nicht, wie sie reagieren werden. Werden sie es verstehen? Halten sie mich für ekelhaft und abartig? Wie soll ich ihnen nur erklären, worum es geht, wie das alles passieren konnte? Wie kann ich ihnen begreiflich machen, was mit mir los ist? Soll ich ihnen gleich das Buch geben? Wie fange ich die Sache überhaupt an? Wie kann ich mich auf dieses Gespräch vorbereiten? Ich weiß es nicht. Aber ich tue das Richtige! Es wäre viel schlimmer, wenn sie mich beim Kotzen erwischen würden und ich dann Erklärungen und Rechtfertigungen aus dem Hut zaubern müsste. Es ist richtig so. Es ist richtig so. Trotzdem würde ich mich am Liebsten verkriechen. Ich habe Angst. Ich habe Angst. Morgen kommt alles raus!

Montag, 9. September

Das neue Schuljahr hat begonnen und ich glaube damit auch eine neue Phase meines Lebens.
So habe ich vor genau einem Jahr dieses Tagebuch begonnen. Vieles hat sich in den vergangenen Monaten verändert. Trotzdem stehe ich jetzt wieder am Anfang. Ich werde meine Richtung ändern, einen neuen Weg einschlagen. Ich werde mich gegen diese Krankheit wehren. Ich weiß noch nicht genau wie das geht und wie lang es dauern wird, aber ich will es schaffen die Lilly zu werden, die ich sein möchte – ohne zu fressen, zu kotzen und mir selber damit weh zu tun. Ich werde von Menschen begleitet, die mich lieb haben und es gut mit mir meinen. Trotzdem muss ich den Weg allein gehen, ich alleine muss gesund werden wollen. Ich habe ein klares Ziel. Ich schlage ein neues Kapitel in meinem Leben auf und so schließe ich hiermit dieses Tagebuch.

September, 4 Jahre später

Tja, so zuversichtlich war ich damals, vor vier Jahren. Ich kann nicht behaupten, dass auf diesen dramatischen Schlusstext gleich ein „Happy end" gefolgt wäre.
Meine Bulimie-Karriere dauerte noch weitere drei Jahre, vier Therapien und unzählige Fress-Kotzorgien lang. Auch jetzt, ein Jahr nach meiner stationären Therapie, kann ich nicht sagen, dass ich die Krankheit gänzlich los bin, sie ist immer noch in meinem Kopf. Die Entwicklung zu einem liebevolleren Umgang mit meinem Körper geht nur langsam voran. Auch mit der Gesellschaft oder was Konflikte mit meiner Familie betrifft, hab ich noch manchmal so meine Probleme. Und selbstverständlich dauert es viele Jahre wieder sorglos mit dem Essen umgehen zu lernen, der einzigen Droge, die man nach einer Sucht nicht vermeiden kann. Doch am Beginn jeder positiven Veränderung steht die Er-

kenntnis, dass man ein Problem hat, das man alleine nicht lösen kann. Die Wege aus der Krankheit sind so individuell wie die Betroffenen und ihre Geschichte selbst. Nicht immer ist die erste Möglichkeit die richtige. Man muss sich die Zeit geben gesund zu werden und sich dabei die passende professionelle Unterstützung zugestehen. Wer oder was richtig ist, sagt einem das eigene Bauchgefühl – der beste Indikator den wir haben. Unser Bauch sagt uns, was richtig und was falsch ist, was uns gut tut und was uns nicht weiter hilft. Wir dürfen ihn nicht ignorieren! Nach mehreren Versuchen habe ich endlich nicht nur das Symptom, sondern auch die Ursache bekämpft.
Ich weiß noch nicht, welche nachhaltigen Schäden mein Körper erlitten hat, oder ob ich mich jemals gerne nackt im Spiegel ansehen werde, aber ich weiß, dass es sich lohnt zu kämpfen – nicht gegen die Familie oder für die Gesellschaft sondern nur für sich selbst und das einzige Leben, das du hast!

Der neue Weg – *Hintergründe*

Die Betroffene

Die Essgestörte weiß, an welcher Krankheit sie leidet. Sie zögert lange damit sich ihrer Umwelt mitzuteilen. Zu diesem Zeitpunkt der Erkrankung ist die Betroffene zumeist bereits umfassend über ihre Erkrankung informiert. Sie hat sich selbst analysiert und überwiegend sehr negativ bewertet. Trotzdem findet sie keinen Weg aus ihrer Misere. Häufig ist die Stärke ihres Wunsches der Krankheit den Kampf anzusagen direkt proportional zu einem akut verspürten Leidensdruck; z.B. nach einem Fressanfall. Wenn sie sich nicht mehr so schwach und abstoßend fühlt, also meint, wieder alles im Griff zu haben, relativiert sich auch sofort der dringende Wunsch nach Hilfe. So entsteht oft über Jahre hinweg ein auf und ab, ein „ich muss dringend etwas ändern" steht einem „das ist alles nicht so schlimm, ich schaffe das auch alleine" gegenüber. So dauert es im Durchschnitt vier Jahre bis die Betroffene erstmals Hilfe in Anspruch nimmt.

Bulimikerinnen meinen perfekt sein zu müssen und keine Schwäche zeigen zu dürfen. Sie haben daher große Angst davor, sich zu outen. Sie sind überzeugt davon, dass mit Angst und Ekel auf ihr „Geheimnis" reagiert wird. Aus diesen Gründen versuchen fast alle Betroffenen, ihr Problem ganz allein in den Griff zu bekommen.

Der Weg „zurück nach vorn" in ein selbst bestimmtes, normales Leben ist gekennzeichnet von massiven Schwierigkeiten und Rückschlägen.

Voraussetzung für einen Ausstieg aus der Krankheit von Seiten der Betroffenen ist die Bereitschaft zur aktiven Auseinandersetzung mit pro-

blematischen Gedanken und Verhaltensweisen, sowie die Bereitschaft, auf eine spezielle Diät und auf einen bestimmten erhofften Gewichtsverlust zu verzichten. Sie muss akzeptieren eine Patientin zu sein, die sich auf den Weg machen möchte gesund zu werden. Langfristig muss sich die Betroffene in jedem Fall damit auseinandersetzen ihr erlerntes Suchtverhalten, ihr Ventil aufzugeben.
Die wenigsten Essstörungen lassen sich innerhalb kurzer Zeit bewältigen. Eine ambulante, verhaltenstherapeutische Behandlung stellt daher nur einen Schritt in einem Gesamt-Behandlungsplan dar. Dieser kann allerdings sehr wesentlich sein.

Für die Außenstehenden

Wenn die Betroffene selbst um Hilfe bittet, ist es besonders wichtig, dass man ihr diese bedingungslos anbietet. Außenstehende müssen unbedingt Schuldzuweisungen, vorschnelle Urteile, Belehrungen, Ratschläge oder Analysen vermeiden, zumal die Bulimikerin selbst sowohl um das Problem, als auch um die Unmöglichkeit es selbst schnell zu lösen, weiß!
Sie hat lange mit sich selbst gehadert und sieht es häufig als persönliche Niederlage an um Hilfe zu bitten.
Gemeinsam kann professionelle Hilfe gesucht werden, wobei es verschiedenste Therapiemöglichkeiten gibt (siehe Info „Wege aus der Krankheit").
Zahlreiche Studien haben in jedem Fall belegt: Ermahnungen, Vorwürfe, eine speziell vorgeschriebene Diät, etc. helfen nicht viel. Es gibt auch keine Medikamente, die ein gestörtes Essverhalten wieder normalisieren könnten. Essen passiert im Kopf!

Das Zögern der Betroffenen sich auf eine Behandlung einzulassen und somit langfristig ihre Krankheit aufzugeben, ist völlig normal. Sie sieht keinen möglichen Weg ihr Verhalten zu ändern, ohne an Gewicht zuzunehmen, was ihrer schlimmsten Vorstellung entspricht.
Sie zu einer Therapie zu motivieren kann folgendermaßen möglich werden:

- Interesse wecken durch Informationsveranstaltungen.
- In Ruhe, allein, ohne Zeitdruck mit der Betroffenen sprechen.

- Ihr signalisieren: Du bist nicht allein betroffen! Und es gibt Hilfe!
- Versuchen, persönliche Vertrauens-/Gesprächsbasis herzustellen.
- Verständnis zeigen.
- Keine Konfrontation, wie „unsinnig“ oder „gefährlich“ das Verhalten ist.
- Ermutigen zum Ansprechen anderer Probleme.
- Akzeptieren der gegenwärtigen Situation.
- Vorsichtiges Hinterfragen bestimmter Überzeugungen.
- Gezielte Information über Behandlungsmöglichkeiten geben.

Es ist wichtig sich nicht entmutigen zu lassen, wenn das Anbieten von Hilfe und Therapievorschläge nicht sofort auf offene Ohren stößt. Oft spricht die Krankheit aus der Betroffenen, wenn sie Angebote zurückweist. Gegenangriffe dürfen nicht persönlich genommen werden. Geduld und Ausdauer sind notwendig. Sich nicht abweisen zu lassen und dennoch Ruhe und Gelassenheit zu bewahren, sind die Kernpunkte eine Essgestörte zu einer Krankheitsbehandlung zu bewegen.
Nach wissenschaftlichen Erkenntnissen hat ein verhaltenstherapeutisches Behandlungsprogramm, bei dem medizinische und psychologische Erkenntnisse vernetzt werden, die höchsten Erfolgsaussichten.
Eine stationäre Behandlung von mehreren Wochen und Monaten ist immer dann angezeigt, wenn ausgeprägtes Untergewicht besteht, wenn medizinische Komplikationen aufgetreten sind, oder ein Abstand aus der häuslichen / familiären Umgebung notwendig ist.
Im vorliegenden Erfahrungsbericht sind deshalb keine genauen Therapieformen und detaillierte Ausstiegsszenarien beschrieben, weil diese zum einen sehr individuell und vielfältig sind, zum anderen das Erleben des Gesundungsprozesses nicht ersetzen können. Für jede Betroffene und ihre Angehörigen ist dieser Weg einzigartig. Eine vorweggenommene Selbst- oder Fremdanalyse kann ihn nicht ersetzen. Man muss ihn durchwandern und erleben, nicht darüber lesen! Dennoch finden sich im Anhang Adressen, Links und Kontakte, die auf der Suche nach der richtigen Therapie hoffentlich nützlich sein werden.

Wege aus der Krankheit

Die richtige Therapieform im Kampf gegen eine Essstörung zu finden ist ungemein schwierig und individuell verschieden. Mit Sicherheit muss sowohl auf die Phase bzw. den Schweregrad der Krankheit, also auch auf die individuelle Persönlichkeit und Umgebung der Patientin Rücksicht genommen werden. Oft müssen mehrere verschiedene Therapien ausprobiert werden, nicht jeder Therapeut hat das geeignete Rezept zur Genesung für die jeweilige Betroffene.
Nachdem Bulimikerinnen meistens Krankheitseinsicht besitzen und auch oft schon über längere Zeit versuchen sich selbst zu analysieren, ist es nicht einfach sie zu therapieren. Im Kopf meinen sie zu wissen, was richtig und einfach wäre, doch ihr Körper hört einfach nicht darauf. Sie akzeptieren nur langsam, dass die Ursachen und Probleme der Essstörung nicht in der Symptomatik der Krankheit zu finden sind. Die Heilung erfordert entscheidende Lebensveränderungen und neue Lösungsstrategien. So braucht es oft mehrere Anläufe, um den eigenen richtigen Weg zu einem gesunden Essverhalten, in Verbindung mit einer neuen Sicht auf sich selbst und die Welt zu finden.
Besonders im Alleingang kommt es oft zu frustrierenden Rückschlägen, die die Betroffene wiederum an sich selbst zweifeln lassen. Allerdings ist es kein Zeichen von Schwäche um Hilfe zu bitten, sondern ein mutiger Schritt in die richtige Richtung. Unterstützung anzunehmen bedeutet nicht, dass die Betroffene die Krankheit nicht aus eigener Kraft bewältigen muss.
Sie hat die Möglichkeit sich genau zu informieren, verschiedene Lösungsangebote zu prüfen, um letztendlich ihren persönlichen Weg aus der Essstörung zu finden. Entscheidend dafür ist allerdings, dass sie sich selbst gegenüber ehrlich ist und erkennt, wenn sie allein nicht weiter kommt. Professionelle Hilfe, in Verbindung mit Eigeninitiative, sind die besten Vorraussetzungen dafür, die Krankheit zu besiegen.

Selbsthilfe

In Selbsthilfegruppen, mit Hilfe von Büchern und Ratgebern, versuchen Essgestörte oft ihre Probleme im Alleingang zu lösen. Viele Selbsthilfeangebote bieten Möglichkeiten für Orientierung und Reflexion in Bezug auf die Krankheit. Dennoch können sie nicht unkritisch betrachtet werden.

Der Austausch mit anderen Betroffenen (z.B. im Internet) hilft dabei zu erkennen, dass man nicht allein mit seinen Problemen und Symptomen ist. Selbsthilfegruppen bieten einen ersten Schritt aus der Isolation. Auch Bücher helfen dabei sich zu informieren und sich selbst einen Überblick über die Symptome und Auswirkungen der Krankheit zu verschaffen. Allerdings wird dadurch allein noch kein Prozess der Genesung in Gang gesetzt. Es besteht die Gefahr, dass Betroffene auch innerhalb einer Selbsthilfegruppe Schwierigkeiten haben ihre Gefühle auszudrücken und einen Veränderungsprozess umgeht, indem sie wiederum ihre Rollen als „verständnisvolle", „gute Zuhörerin", „immer Gutgelaunte" zum Besten gibt. Begleitend zu anderen Therapieformen kann jedoch der Austausch zwischen Betroffenen durchaus hilfreich sein.
Abzugrenzen von der Selbsthilfe innerhalb von Gruppen, ist der gezielte therapeutische Einsatz von Selbsthilfemanualen, die eigens für die Behandlung von Essstörungen, ins besondere für die Bulimie, entwickelt wurden. Diese Selbsthilfemanuale lehnen sich an die bereits erfolgreich angewendeten kognitiv-verhaltenstherapeutischen Programme an. Die Therapie wird hierbei ohne („pure") oder mit minimaler therapeutischer Intervention („guided", angeleitet) von den Betroffenen selbst durchgeführt. Diese Form von Therapie kann auch von Nichtfachleuten angeboten werden, im Sinne der angeleiteten Selbsthilfe, und stellt daher oft einen ersten therapeutischen Zugang für Bulimia-nervosa-Betroffene dar.

Professionelle Therapie

Vorraussetzung für eine erfolgreiche professionelle Therapie sind das freiwillige (!) Einverständnis der Betroffenen sich mit der Krankheit und ihren Ursachen auseinanderzusetzen, sowie der Wille gesund zu werden. Zusätzlich zu psychologischen Therapiekonzepten bietet eine adäquate organmedizinische Abklärung und Behandlung notwendige Voraussetzung für verhaltensmedizinische Therapieformen. Dazu zählen zumindest eine komplette internistische Diagnostik, sowie eine Laboruntersuchung.
Es gibt eine Vielzahl von verschiedenen Angeboten und Therapieformen, die im Zusammenhang mit Essstörungen angeboten werden. Oft werden mehrere Behandlungsansätze kombiniert und so wiederum neue spezielle Methoden zur Krankheitsbekämpfung entwickelt.

Dennoch lassen sich Themenbereiche und Maßnahmen zusammenfassen, die im besten Fall in jeder Therapieform behandelt werden.

- Aufklärung über Entwicklung und schädliche Folgen durch gestörtes Essverhalten.
- Bei Bulimie: das Herausfinden der Situationen, die zu Essattacken führen und die Gedanken und Gefühle, die damit verbunden sind.
- Veränderung im Sinne von Normalisierung des Essverhaltens durch ein Anti-Diät-Prinzip mit regelmäßiger ausgewogener Kost. So soll ein realistischer und am individuellen Wohlbefinden orientierter Umgang mit Ernährung, Figur und Gewicht erlernt werden.
- Wiedererlernen von Hunger- und Sättigungsgefühl.
- Aufarbeitung und Hinterfragen von Gedanken und Gründen, die das problematische Essverhalten rechtfertigen.
- Abkoppelung des Essens von äußerlichen Reizen und emotionalen Einflüssen (z. B. Angst, Wut, Frust) mit dem Ziel, auf Essen als vermeintlichen Problemlöser verzichten zu können. Training der Eigenverantwortung.
- Förderung von Stressbewältigung und Spannungsabbau durch andere Methoden (z.B. Entspannungstechniken).
- Verbesserung des Selbstwertgefühls.
- Verbesserung der Körperwahrnehmung und Wiederherstellen der eigenen Körperakzeptanz.
- Aufarbeitung von Erlebnissen, Familienthemen, gesellschaftlichen Schwerpunkten, die in Zusammenhang mit der Essstörung stehen können.

Durch Behandlung dieser Schwerpunkte ergeben sich die Therapieziele:

- Erlernen von Eigenverantwortung.
- Erlernen des Umgangs mit gesunder, ausgewogener Ernährung.
- Aufarbeiten zugrunde liegender Problembereiche.
- Aufbau alternativer Fähigkeiten zur Problem- und Stressbewältigung.
- Erarbeiten konkreter Lösungsmöglichkeiten beispielsweise bei familiären Problemen.
- Verbesserung des Körper- und Selbstwertgefühls.
- Normalisierung des Essverhaltens.

Ob Gesprächstherapie, Psychoanalyse, Familientherapie, Verhaltenstherapie oder Körpertherapie, Einzel- oder Gruppentherapie, ob ambulant oder stationär, der Therapieerfolg hängt immer maßgeblich vom Zusammenspiel folgender Faktoren ab.

- Die Motivation zur Heilung – es ist nicht einfach eine Krankheit aufzugeben, die einen über Jahre hinweg begleitet und sich wirklichen Veränderungen zu öffnen. Völlig gesund zu werden dauert meistens ungefähr doppelt so lange, wie krank zu sein. Die Therapiedauer ist sehr unterschiedlich. Es soll kein Leistungsdruck entstehen möglichst schnell gesund zu werden. Vielmehr bedeutet eine Therapie, sich selbst nachhaltig positiv zu verändern und eine neue, bessere Lebensqualität zu gewinnen.
- Der Kontakt zwischen Therapeutin und Klientin – Sympathie oder Antipathie sind entscheidende Faktoren zwischen Therapeutin und Patientin, die den Erfolg einer Behandlung maßgeblich beeinflussen. Vertrauen ist die Basis, auf der gemeinsam gegen die Krankheit gekämpft werden kann. Eine Verbindung zueinander aufzubauen, um sich zu öffnen, braucht allerdings auch ein wenig Zeit.
- Die Kompetenz der/des Therapeuten/in – um unseriösen Therapeuten zu entgehen sollen anerkannte Beratungsinstitute aufgesucht und Therapieangebote verglichen werden. Psychologen und Ärzte, die über Behandlungsweise und Erfahrungen keine Auskunft geben wollen, sind besonders kritisch zu betrachten. Hier ist es wichtig im Vorfeld nachzufragen und Informationen einzuholen.

Generell gibt es keine Patentrezepte, die garantieren können, dass eine Behandlung erfolgreich ist. Patientinnen wollen auch nicht Teil einer Statistik sein, die angeben soll, wie groß ihre Heilungschancen sind. Jede Krankheitsgeschichte ist so speziell wie die Betroffene und der Weg, den sie wählt um die Essstörung zu bekämpfen. Das Wichtigste ist zuallererst der Wunsch die Sucht zu besiegen!

Nachwort zum vorliegenden Erfahrungsbericht

Was hat mir die Bulimie gebracht?

Das Ergebnis im Vergleich zwischen Aufwand und Nutzen meiner Essstörung hat sich im Verlauf meiner Krankheit langsam aber stetig verschoben. War ich noch zu Beginn davon überzeugt, dass ein bisschen Kotzen ein schöneres Äußeres und damit Anerkennung und ein schönes Leben ermöglichen würde, so bin ich nun an jenem Punkt angelangt, wo ich sagen muss, dass es genau diesen gewünschten Erfolg eben nicht hatte.

Die Bulimie hat bewirkt, dass ich mich ständig mit anderen verglich, dass ich mich nie gut genug fühlte, dass sich mein Leben immerzu um Essen und Nichtessen drehte. Rückblickend habe ich vier Jahre meines Lebens, die in einem grauen Nebel von zähem Dahinsuchen verschwinden, verschenkt. Dieser Zeitraum besteht für mich nur noch aus den Erinnerungen an Fressorgien, den WC's, die mir als „Tatorte" dienten, der Suche nach irgendeinem Sinn morgens überhaupt aufzustehen und dem Hinundhergerissensein zwischen, oder dem Vortäuschen von Gefühlen.

Die Krankheit teilt nicht gern, sie isoliert die Betroffene und grenzt sie vom Leben wie eine dicke Auslagenscheibe ab. In jedem Fall emotional, häufig zusätzlich auch sozial. Man kann nur zusehen und sich wundern, wie die anderen das alles machen. Leider wird aber genau das uns, unter anderem von den Medien, vorgegaukelt. Erfolgreiche, schöne Menschen, die mir allem fertig werden und das mit einer Leichtigkeit, die scheinbar völlig normal ist, die „Glücklichen". Oder nicht so schöne Menschen, die „Armen", die es für sich akzeptiert haben (was für Essgestörte immer eine Form der Niederlage und eine geheuchelte Ausrede ist) und eben nicht realisieren, wie erbärmlich ihr unperfektes Leben ist. Diesen eifert man natürlich nicht nach, man bemitleidet sie und möchte möglichst schnell von der anderen Seite der „Glücklichen" milde zu ihnen rüberlächeln, um ihnen zu sagen „macht ja nichts, du bist trotzdem ein toller Mensch".

Jedes junge Mädchen, dass von den falschen Vorraussetzungen ausgeht, dass „dünn sein" „Erfolg" bedeutet und dass „Schönheit" ein unkompliziertes Leben garantiert, hat falsch kalkuliert.

Es gibt nur einen positiven Aspekt der Bulimie, den ich hier fairerweise erwähnen muss. Die Essstörung hat meine Beobachtung für meine Mitmenschen und ihre Probleme sehr geschärft und mich dazu gebracht zu reflektieren, über mich und andere. Diese Tatsache hat dazu geführt, dass ich den Lebensumständen und Verhaltensweisen anderer gegenüber toleranter geworden bin und Erlebtes nicht unmittelbar bewerte ohne über Hindergründe und Ausgangssituationen Bescheid zu wissen. Insofern habe ich mich relativ rasch weiterentwickelt, allerdings bin ich davon überzeugt, dass beinahe jede extreme Lebenssituation diese Möglichkeit in sich birgt. Vielleicht ist es ja schon ein Vorteil sich aus Interesse und Vernunft intensiv mit den Grauschattierungen des Lebens auseinanderzusetzen und ich hoffe, dass auch dieses Buch keine Bewertung von ihnen erhält sondern anregt, sich mit einer ungewöhnlichen Sichtweise auf das Leben zu beschäftigen.

Was kann ich tun, wenn ich jemanden kenne, der betroffen ist?

Ich möchte dazu anregen besonders jungen, orientierungslosen Menschen mit Problemen die richtigen Fragen zu stellen; Fragen, die sie sich mit Hilfe selbstbewusster, charakterfester Erwachsener selbst beantworten lernen können, ohne daran zu verzweifeln und flüchten zu wollen. Welchen Sinn will ich meinem Leben geben? Was ist schön an mir? Was ist mir wirklich wichtig im Leben? Was kann ich für meine Umgebung tun? Was erwarte ich mir von anderen und warum?

Wenn ein paar Fragen gestellt sind, dann kann man nur noch zuhören, zuhören und zuhören. Beachten sie bitte das selektive Gehör einer Essgestörten.
Du siehst gut aus = du hast zugenommen (du siehst zu dick aus).
Ein paar Kilo mehr könnten dir nicht schaden = ich will, dass du zunimmst, damit ich mich besser fühle und mehr Aufmerksamkeit bekomme (damit du nicht besser bist, als ich).
Du siehst schlecht aus = du möchtest offensichtlich leiden und dadurch Aufmerksamkeit erregen. Das ist lächerlich und peinlich.
Bitte geben sie keine Ratschläge, sie vermitteln damit der essgestörten Person, dass sie sie für zu unintelligent halten selbst Zusammenhänge zu erkennen, dass sie nicht fähig ist sich selbst zu helfen und „bevormundet" werden muss. „Kauen" sie uns nichts vor, das haben wir zumeist selbst schon längst getan. Wir haben alles „durchgekaut", „runtergewürgt", es wieder ausgespuckt und uns dafür geschämt, dass wir es nicht „verdaut" haben.
Der nächste und schwierigste Schritt ist jener, Vertrauen zu gewinnen. Es ist oft ein langwieriger, zögerlicher Prozess den Mut zu gewinnen sich helfen zu lassen und für sich selbst zu entscheiden, dass nur ein Loslassen der Sucht ein weiteres Leben möglich macht, ein Leben, das selbst bestimmt ist, gestaltbar und voll von echten Emotionen. Auch wenn man anfangs daran zweifelt: es gibt Menschen, die einen auf dem Weg dahin begleiten und unterstützen können. Niemand kann den Weg für mich gehen, aber ich bin nicht allein.

Was hat sich seit der Therapie für mich verändert? Habe ich die Krankheit besiegt?

Es ist illusorisch zu glauben, dass sich eine derartige „Störung" innerhalb kurzer Zeit einfach wieder beheben lässt. Es dauert mindestens doppelt so lange sich einen normalen Lebensmodus zu erarbeiten, wie sich einen kranken anzueignen.
Mein Körper hat sich verändert, er hat mehr Zeit gebraucht, als ich dachte sich wieder selbst regulieren zu können. Ich habe gelernt ihm etwas zu vertrauen, auch wenn mir das unglaublich schwer fällt. Mein Kopf

und mein Bauch arbeiten jetzt meistens zusammen gegen meine Ängste. Ich versuche meine Meinung zu vertreten und mir meiner selbst bewusst zu sein. Es nicht allen Recht zu machen und auch Konflikte zu bewältigen ist nicht immer einfach, aber ich versuche offen zu bleiben und mir wirklich die Vorteile meines Lebens, meine Erfolge, das Wissen um die Menschen, die mich lieben und so akzeptieren wie ich bin vor Augen zu führen, auch wenn mir das oft sehr schwer fällt. Sehr oft erkenne ich noch Krankheitsmuster in meinem Verhalten, muss mich „zusammenreißen", um mich nicht von der einfachen Möglichkeit gewohnter Schemata verführen zu lassen. Es gibt Rückschläge, die mich aufrütteln, die mich ermahnen mir nicht zu sicher zu sein und mit mir rücksichtsvoller umzugehen. Und manchmal möchte ich mich einfach verkriechen, mich in Luft auflösen, wie früher, wie wahrscheinlich jeder. Ich habe mich mit vielen Denk- und Handlungsweisen auseinandergesetzt, übe mich darin Menschen und Situationen einerseits zu akzeptieren ohne mich andererseits selbst dabei zu verleugnen oder zu verabsäumen mich gestalterisch einzubringen. Es ist alles eine Frage der Balance, die sich nicht von selbst hält, es gehört eine Menge positive Disziplin dazu zu versuchen, sie zu finden und zu erhalten. Im Extrem ist man nicht offen, angreifbar und allein. Erst ein „gesundes Mittelmaß" kann als „Ziel" gewertet werden. Aber dieses besteht in einem endlosen Weg, der unvorhergesehene Wendungen macht und den wir nicht hundertprozentig vorherplanen können. Das Leben ist spannend und endlich wieder bunt! Ich freue mich auf jeden weiteren Tag, den ich frei verbringen und gestalten darf.

Vielen Dank für ihre Geduld, ihr Interesse und ihren Mut sich mit diesem Thema zu beschäftigen.

Alles Gute — Sigrid Tschiedl

Wenn sich im Leben eine Tür vor deiner Nase schließt, öffnet sich eine andere. Das Problem ist nur, dass wir den Blick meist nach der geschlossenen Tür richten.
(Quelle unbekannt)

Die größte Leistung einer essgestörten Person, die den Willen hat gesund zu werden, besteht darin, ihre Unsicherheiten, Ängste und Zweifel zu akzeptieren und darauf zu vertrauen, dass sie stark genug ist, mit den Schwierigkeiten des Lebens fertig zu werden. Es ist notwendig die Krankheit loszulassen und den Blick in eine andere, neue, unbekannte Richtung zu wenden. Die Überzeugung selbst zu wissen, was man braucht, die Erkenntnis, dass Kopf und Körper in einer Wechselwirkung stehen, einander brauchen und gleichberechtigt auf beide zu hören, leitet uns sicher durch jeder Verwirrung.

Nachdem Lilly beschlossen hatte aus der Isolation zu treten und sich Ihrer Essstörung zu stellen, begann für sie der Weg aus der Krankheit, der in einem anderen Tagebuch beschrieben werden soll. Die Suche nach sich selbst führte sie durch verschiedene Therapien und Rückschläge langsam zu einer Balance, die ihr nicht nur täglich viel Energie und Konsequenz abverlangt, sondern auch Möglichkeiten eröffnet, die das Leben abwechslungsreich, spannend und bunt machen. Sie hat im Laufe der Zeit andere Ventile gefunden sich auszudrücken und ihre Emotionen zu verarbeiten; verschiedene Ventile, die sich nicht gegen ihren Körper und ihre Seele richten. Gemeinsam mit Menschen, die sie lieben, wie sie ist und in der Gewissheit, selbst über ihr Leben zu entscheiden, lebt sie jeden Tag als neue, positive Herausforderung.

Lilly hat ihre Hobbies und Interessen zum Beruf gemacht und arbeitet als Regie- und Produktionsassistentin im Theater. Rollen zu spielen überlässt sie jetzt anderen. Sie lebt heute in einer ausgeglichenen, gleichberechtigten Partnerschaft und freut sich auf eine unvorhersehbare Zukunft.

Welche therapeutischen Ansätze gibt es?

Die psychotherapeutische Behandlung bei Essstörungen stellt nach dem heutigen Kenntnisstand die Therapie der ersten Wahl dar. Meist werden „Behandlungspakete" angeboten, die versuchen der Komplexität der Störungen gerecht zu werden. Insbesondere bei der Bulimia nervosa hat sich, sowohl kurzfristig, als auch im Langzeitverlauf, die kognitive Verhaltenstherapie bewährt.

Kognitive verhaltenstherapeutische Programme enthalten eine Vielzahl unterschiedlicher Techniken:

- Selbstbeobachtung des Essverhaltens, sowie von Gedanken und Gefühlen, die mit den bulimischen Episoden in Zusammenhang stehen.
- Informationsvermittlung.
- Einhalten vorgeschriebener Mahlzeiten.
- Stimuluskontrolle.
- Aufbau von Alternativverhalten.
- Selbstsicherheitstraining.
- Erlernen von Problemlösestrategien.
- Kognitives Umstrukturieren, das vor allem die Angst vor Gewichtszunahme, die Einstellung zum eigenen Körper, Perfektionismus und Selbstwertgefühl zum Inhalt hat.

In der Behandlung der Bulimia nervosa bietet sich allerdings auch eine niederschwellige Form der Therapie an, die sogenannte Selbsthilfetherapie unter der Anwendung von Selbsthilfemanualen. Diese Selbsthilfemanuale entsprechen in der Regel den Richtlinien der bereits erfolgreich angewendeten kognitiven verhaltenstherapeutischen Programme, wobei die Therapie ohne oder mit minimaler therapeutischer Intervention von den Betroffenen selbst durchgeführt wird.

Die eingeleitete Selbsthilfe kann auch von Nichtfachleuten angeboten werden. Diese Form der Therapie stellt daher einen ersten Schritt in einem Stufenplan therapeutischer Intervention in der Behandlung der Bulimia nervosa dar.
Die medikamentöse Therapie mit Antidepressiva gilt als Methode zweiter Wahl in der Behandlung der Bulimia nervosa. Antidepressiva sollten jedoch dann eingesetzt werden, wenn eine begleitende depressive Symptomatik vorliegt, insbesondere auch wenn die Depression bereits im Vorfeld der Essstörung aufgetreten ist oder trotz Abklingen der Essstörungssymptomatik weiterhin besteht. Bei Nichtansprechen auf eine alleinige psychotherapeutische Behandlung ist der Einsatz von Antidepressiva ebenfalls indiziert. Weitere Indikationen für den Einsatz von Antidepressiva stellen schwere Störungen der Impulskontrolle dar. Bei der Behandlung der Bulimia nervosa mit Antidepressiva, insbesondere SSRI (Serotoninwiederaufnahmehemmer), ist eine höhere Dosierung erforderlich, als in der Behandlung der Depression. In der Regel wird empfohlen, die Dosis schrittweise zu erhöhen; es gibt aber auch gute Erfahrungen mit dem sofortigen Beginn der vollen Dosis. SSRI zeigen dabei eine antibulimische Wirkung, dass heißt die Medikation führt zu einer Reduktion der Zahl der Essanfälle und der damit verbundenen kompensatorischen Verhaltensweisen (wie z.B. selbstinduziertes Erbrechen, etc.)
Bei der Behandlung der Bulimia nervosa bietet sich ein stufenweises Vorgehen an, wobei niederschwellige Therapien, wie z.B. Selbsthilfemanuale einen ersten Zugang darstellen können, wobei sich dann weitere intensivere Interventionen anschließen können.
Stufenplan therapeutischer Intervention bei Patienten mit Bulimia nervosa:

1. Reine Selbsthilfe.
2. Therapeutenunterstützte Selbsthilfe.
3. Ambulante kognitive Verhaltenstherapie.
4. Antidepressiva, alleine oder in Kombination mit Psychotherapie.
5. Stationäre Therapie.

Aufgrund der psychiatrischen Begleiterkrankungen und der körperlichen Komplikationen (Elektrolytverschiebungen, Obstipation, Zahnschäden, etc.) ist eine Zusammenarbeit im multidisziplinären Team (bestehend aus Allgemeinmedizinern, Internisten, Zahnärzten, Diätologen, Psychiatern, Psychotherapeuten, etc.), sowohl stationär, als auch ambulant notwendig.

Univ.-Prof. Dr. Ursula Bailer

Beratung und Behandlung Österreich, Deutschland, Schweiz

Ich bitte um Nachsicht, dass hier nicht alle Adressen und Therapieeinrichtungen berücksichtigt werden können!

Österreich – Beratung und Behandlung

Information

Beratung, Adressen und Information erhalten Sie bei jedem städtischen Gesundheitsamt!

ERSTE HILFE

Hotlines Österreich

Hotline für Essstörungen
Information und Hilfe für Mädchen mit Magersucht, Bulimie, Esssucht
Tel.: 0800/201120
Gratis und anonym.
Mo–Do von 12:00–17:00

Zentrum für Essstörungen – Info-Hotline
Tel.: 01/7103470
Mo 18–21 Uhr

Frauengesundheitszentrum Graz – Hotline Essstörungen
Tel.: 0810/810400
Do 16–19 Uhr

Telefon-Hotline Essstörungen vom Netzwerk Essstörungen
Für betroffene, Eltern und Angehörige, (Mit-)SchülerInnen, LehrerInnen, SchulärztInnen und alle, die bezüglich Essstörungen Fragen haben
Tel.: 0512/576026

Rat auf Draht (ORF)
Telefonhilfe für Kinder & Jugendliche
NOTRUF 147
web: http://rataufdraht.orf.at

Behandlung, Therapie

Essstörungsberatung und -ambulanz wird bundesweit in allen Landeskrankenhäusern angeboten!

WIEN

„Intakt“ Therapiezentrum für Menschen mit Essstörungen
Grundlgasse 5/8
A-1090 Wien
Tel.: 01/2288770
Fax: 01/2288770-20
e-mail: office@intakt.at
web: www.intakt.at

Zentrum für Essstörungen Wien
Info Hotline:
Mo 18.00–21.00 Uhr
Tel.: 01/7103470
web: www.essstoerungen.cc

SO WHAT – Institut für Menschen mit Essstörungen
Mo–Do 9.00–17.00 Uhr
Freitag 9.00–13.00 Uhr
Gerstnerstraße 3
A-1150 Wien
Tel.: 01/4065717
e-mail: office@sowhat.at
web: www.sowhat.at

F.E.M Süd Frauengesundheitszentrum
Angebote und Veranstaltungen für Frauen und Mädchen
Kaiser Franz Josef-Spital
Kundratstraße 3
A-1100 Wien
Tel.: 01/601915201
Fax: 01/601915209
e-mail: fem@aon.at
web: www.fem.at

SET POINT
Selbsthilfegruppe für Frauen zum Thema Essstörungen
Seitenstettengasse 5/7
A-1010 Wien
Tel.: 01/4700678 und 0699/19479088
web: www.setpoint.at

SHG für Frauen mit Essstörungen
Kardinal-Rauscher-Platz 4
A-1150 Wien
Tel.: 01/2398998

Institut Frauensache
SHG für Frauen mit Essstörungen
Reindorfgasse 29
A-1150 Wien
Tel.: 01/8958440

BURGENLAND

Frauenservicestelle „Die Tür" – Beratung bei Essstörungen
Brunnenplatz 3
A-7210 Mattersburg
Tel.: 02626/62670
e-mail: fsst.dietuer@aon.at
web: www.frauenservicestelle.org

NIEDERÖSTERREICH

Rat und Hilfe – Beratung bei Essstörungen
Heitzlergasse 2
A-3100 St. Pölten
Tel.: 02742/353510

Verein Lichtblick – Beratung bei Essstörungen
(Einzelberatung)
Mo–Do 9–17 Uhr, Fr 9–13 Uhr
Domplatz 15
A-2700 Wiener Neustadt
Tel.: 02622/26222
e-mail: kindernotruf@kindernotruf.at
web: www.kindernotruf.at

SO WHAT Mödling – Institut für Menschen mit Essstörungen
Bahnstraße 4/201
A-2340 Mödling
Tel.: 02236/48773
e-mail: moedling@sowhat.at
web: www.sowhat.at

OBERÖSTERREICH

Linzer Frauengesundheitszentrum – Beratung bei Essstörungen
Mo 9–12, Di 13–16, Mi 15–19,
Do u. Fr 9–12 Uhr
Kaplanhofstraße 1
A-4020 Linz
Tel.: 0732/774460
e-mail: office@fgz-linz.at
web: www.fgz-linz.at

POINT – Beratungsstelle für Suchtfragen und Essstörungen
Mo 10–16, Di u Do 12–18, Fr 10–13 Uhr
Starhembergstraße 11
A-4020 Linz
Tel.: 0732/770895
e-mail: point.linz@promenteteooe.at
web: www.promenteteooe.at

STEIERMARK

SHG für Frauen mit Essstörungen
Griesplatz 8
A-8010 Graz
Tel.: 0316/916941

Frauengesundheitszentrum Graz – Kontakte zu SHG
Joanneumring 3/1
A-8010 Graz
Tel.: 0316/837998
e-mail: frauen.gesundheit@fgz.co.at
web: www.fgz.co.at

KÄRNTEN

Netzwerk Essstörungen Kärnten Mädchenzentrum Klagenfurt
Alter Platz 30
A-9020 Klagenfurt
Tel.: 0463/508821
e-mail: office@maedchenzentrum.at
web: www.maedchenzentrum.sid.at

Selbsthilfegruppe Bulimie – Lebensberatung Caritas
Kolpinggasse 6
A-9020 Klagenfurt
Tel.: 0463/56777

SHG Angehörige Bulimie- und Magersuchterkrankter
SHG Bulimie verstehen, Villach
Kontakt: Dachverband Selbsthilfe Kärnten
Kempfstraße 23/III
A-9025 Klagenfurt
Tel.: 0463/504871
e-mail: selbsthilfe.kaernten@aon.at
web: www.selbsthilfe-kaernten.at

Frauengesundheitszentrum Kärnten GmbH – Beratung bei Essstörungen
Mo, Di 9–13, Mi 15–18.30,
Do, Fr 9–13 Uhr
Völkendorferstraße 23
A-9500 Villach
Tel.: 04242/53055
e-mail: fgz.sekretariat@fgz-kaertnen.at
web: www.fgz.kaernten.at

Selbsthilfegruppe Bulimie
Mo abends nach Vereinbarung
web: www.fgz-kaernten.at

Kurheim Paracelsus
Dr. Weber
Warmbaderstraße 93
A-9500 Villach
Tel.: 04242/37035-0

SALZBURG

Beratungsstelle für Personen mit Essstörungen und deren Angehörige
Anton-Neumayr-Platz 3/3. St./Zi 305
A-5020 Salzburg
Tel.: 0662/8042-2882

Frauengesundheitszentrum ISIS – Beratung bei Essstörungen, SHG für Angehörige von Menschen mit Essstörungen
Mo, Di, Do 10–12, Mi 14:30–16:30 Uhr
Willibald Hauthalerstraße 12
A-5020 Salzburg
Tel.: 0662/442255

SHG für Menschen mit Essstörungen / Bulimie
(Dachverband d SHG Salzburg)
Tel.: 0662/8889258
Web: www.selbsthilfe-salzburg.at

SHG für Menschen mit Essstörungen
Schweizersiedlung 29
A-5071 Wals
Tel.: 0662/856458 (ab 19.00 Uhr)

TIROL

Netzwerk für Essstörungen – Innsbruck
Fritz-Pregl-Straße 5
A-6020 Innsbruck
Tel. & Fax: +43(0)512/576026
e-mail: netzwerk-essstoerungen@uibk.ac.at
web: essstoerungen.tilak.at

VORARLBERG

Beratungsstelle für Menschen mit Essstörungen
Sozialmedizinischer Dienst der Caritas
Kolombanstraße 9
A-6900 Bregenz
Tel.: 05522/200-3015
e-mail: eva.garmusch@caritas.at
e-mail: essstoerungen@caritas.at (Onlineberatung)
web: www.caritas-vorarlberg.at/essstoerungen
sowie
Lustenauerstr. 3,
A-6850 Dornbirn
Tel.: 05572/25314-24
Hotline 0800/10366000

Internetseiten zum Thema Essstörungen

ÖSTERREICH

www.beratungsstellen.at
www.studentenberatung.at
www.bulimie.at
www.frauensache.at/essstoerung
www.fem.at
www.essstoerungen.cc
www.ess-stoerungen.at
www.netzwerk–essstoerungen.at
www.essstoerung.at
www.heisshunger.net
www.sowhat.at_ – HINWEIS: SoWhat ist kein gemeinnütziger und nicht auf Gewinn ausgerichteter Verein, sondern eine Firma und gehört zur Unternehmensgruppe Origo (www.origo.at)!
www.s-o-ess-at
www.caritas-vorarlberg.at/essstoerungen
members.aon.at/naima
www.essstoerungshotline.at/beratungsstellen
www.setpoint.at

Deutschland – Beratung und Behandlung

Information

Beratung, Adressen und Informationen bieten Frauenberatungsstellen, psychosoziale oder Suchtberatungsstellen!

Bundesweite Essstörungsberatung und Weitervermittlung an geeignete Therapieeinrichtungen liefert die

ANAD e.V.
Psychosoziale Beratungsstelle bei Essstörungen
Seitzstraße 8
(im BRK-Gebäude/RGB, 1. OG)
D-80538 München
Tel.: +49(0)89/219973-0
Fax: +49(0)089/2423996-66
Bürozeiten:
Mo–Fr von 9:00–18:00 Uhr
e-mail: beratung@anad.de
web: www.anad-pathways.de

oder der

Psychotherapie Informationsdienst
Psychotherapeutensuche deutschlandweit
Oberer Lindweg 2
D-53129 Bonn
Tel.: +49(0)228/746659
Fax: +49(0)228/641023
web: www.psychotherapiesuche.de

ERSTE HILFE

Hotlines Deutschland

Telefonseelsorge
anonym, vertraulich, gebührenfrei:
Tel.: +49(0)800/1110111 oder 1110222
web: www.telefonseelsorge.de

BEHANDLUNG, THERAPIE

Ich Bitte um Nachsicht, dass hier nur einige ausgewählte Therapieeinrichtungen hier angeführt werden können!

Klinik Hochried
Zentrum für Kinder- und Jugendmedizin
Hochried 1–12
D-82418 Murnau am Staffelsee
Tel.: +49(0)8841/4740
Fax: +49(0)8841/474111
e-mail: info@klinikhochried.de
web: www.klinikhochried.de

Medizinisch-Psychosomatische Klinik Roseneck
Am Roseneck 6
D-83209 Prien am Chiemsee
Tel.: +49(0)8051/680
Fax: +49(0)8051/683563
e-mail: KlinikRoseneck@schoen-kliniken.de
web: www.klinik-roseneck.de

Centrum für psychosomatische Medizin Klinik Dr. Schlemmer
Ringbergstraße 53
D-83707 Bad Wiessee
Tel.: +49(0)8022/8450
Fax: +49(0)8022/845180
e-mail: Klinik-Dr-SchlemmerGmbH@onlinehome.de
web: www.klinik-dr-schlemmer-gmbh.de

Klinik Windach Klinik für Verhaltensmedizin und Verhaltenstherapie
Schützenstraße 100
D-86949 Windach
Tel.: +49(0)8193/720
Fax: +49(0)8193/72909
e-mail: mail@klinik-windach.de
web: www.klinik-windach.de

Adula-Klinik Oberstdorf Fachklinik für Psychosomatik und Psychotherapie
In der Leite 6
D-87561 Oberstdorf
Tel.: +49(0)8322/7090
Fax: +49(0)8322/709403
e-mail: info@adula-klinik.de
web: www.adula-klinik.de

Klinik für psychosomatische Medizin Haus1
Sebastian-Kneipp-Allee 4
D-87730 Bad Grönenbach
Tel.: +49(0)8334/981100
Fax: +49(0)8334/981299
e-mail: info@kliniken-groenenbach.de

Panorama Fachkliniken für psychotherapeutische Medizin, Psychosomatik, Naturheilverfahren
Kurstraße 22
D-88175 Scheidegg
Tel.: +49(0)8381/8020
Fax: +49(0)8381/802424
e-mail: info@panorama-fachkliniken.de
web: www.panorama-fachkliniken.de

Hochgrat-Klinik Fachklinik für Psychosomatik und Psychotherapie
Wolfsried 108
D-88167 Stiefenhofen
Tel.: +49(0)8386/96220
Fax: +49(0)8386/4107
e-mail: info@hochgrat-klinik.de
web: www.hochgrat-klinik.de

Klinik am schönen Moos
Fachklinik für psychosomatische Medizin und Psychosomatik
Am Schönen Moos 7
D-88348 Bad Saulgau
Tel.: +49(0)7581/+DW
Fax: +49(0)7581/507375
e-mail: info@klinik-a-s-moos.de
web: www.klinik-a-s-moos.de

Klinik für Psychosomatik und psychotherapeutische Medizin Klinikum Nürnberg Nord
Professor-Ernst-Nathan-Straße 1
D-90419 Nürnberg
Tel.: +49(0)911/3982839
Fax: +49(0)911/3983657
web: www.kliniken-nuernberg.de

Fachklinik Heiligenfeld Psychotherapeutische Medizin
Euerdorfer Straße 4–6
D-97688 Bad Kissingen
Tel.: +49(0)971/82060
Fax: +49(0)971/68529
e-mail: info@heiligenfeld.de
web: www.heiligenfeld.de

Psychotherapeutisches Zentrum Kitzberg-Klinik Bad Mergentheim
Erlenbachweg 24
D-97980 Bad Mergentheim
Tel.: +49(0)7931/53116
Fax: +49(0)7931/5316300
web: www.ptz.de

Sonnenbergklinik GmbH Fachklinik für analytische Psychotherapie
Christian-Belser-Straße 79
D-70597 Stuttgart
Tel.: +49(0)711/6781700
Fax: +49(0)711/6781709
e-mail: info@sonnenbergklinik.de
web: www.sonnenbergklinik.de

Filderklinik Psychotherapie/Psychosomatik
Im Haberschlai 7
D-70794 Filderstadt
Tel.: +49(0)711/77030
Fax: +49(0)711/770301075
e-mail: psychosomatik@filderklinik.de
web: www.filderklinik.de

Christophsbad GmbH + Co. Fachkrankenhaus
Faurndauer Straße 6–28
D-73035 Göppingen
Tel.: +49(0)7161/6010
Fax: +49(0)7161/601511
e-mail: info@christophsbad.de
web: www.christophsbad.de

Ostalb-Klinikum Aalen Klinik für Psychosomatik und psychotherapeutische Medizin
Im Kälblesrain 1
D-73430 Aalen
Tel.: +49(0)7361/551801
Fax: +49(0)7361/551803
e-mail: askan.hendrischke@ostalb-klinikum.de
web: www.psychosomatik-aalen.de

Klinik Reinerzau Psychotherapeutische Fachklinik
Dr.-Schröder-Weg 12
D-75328 Schömberg
Tel.: +49(0)800/4747204
Fax: +49(0)800/4747209
e-mail: info@klinik-reinerzau.de
web: www.klinik-reinerzau.de

Klinik am Leisberg Private Akutklinik für psychologische Medizin
Gunzenbachstraße 8
D-76530 Baden Baden
Tel.: +49(0)7221/393930
Fax: +49(0)7221/3939350
e-mail: info@leisbergklinik.de
web: www.leisbergklinik.de

Klinik Kinzigtal Fachklinik für psychosomatische und psychotherapeutische Medizin
Wolfsweg 12
D-77723 Gengenbach
Tel.: +49(0)800/4747204
Fax: +49(0)800/4747209
e-mail: info@klinik-kinzigtal.de
web: www.klinik-kinzigtal.de

Michael-Balint-Klinik
Fachklinik für Psychosomatik und Ganzheitsmedizin
Hermann-Voland-Straße 10
D-78126 Königsfeld im Schwarzwald
Tel.: +49(0)7725/9230
Fax: +49(0)7725/932499
e-mail: info@michael-balint-klinik.de
web: www.michael-balint-klinik.de

Baar Klinik Fachklinik für Psychosomatik und Verhaltensmedizin
Alte Wolterdinger Straße 68
D-78166 Donaueschingen
Tel.: +49(0)771/8511
Fax: +49(0)771/851222
e-mail: info@baar.mediclin.de

Reha-Klinik Glotterbad
Gehrenstraße 10
D-79286 Glottertal
Tel.: +49(0)7684/8090
Fax: +49(0)7684/809250
e-mail: info@rehaklinik-glotterbad.de
web: www.rehaklinik-glotterbad.de

Kohlwald-Klinik Fachklinik für Psychosomatik und Psychotherapie
Johann-Rothmeier-Straße 10
D-79837 Sankt Blasien
Tel.: +49(0)7672/4830
Fax: +49(0)7672/4629
e-mail: info@kohlwald-klinik.de
web: www.kohlwald-klinik.de

Weitere Therapieeinrichtungen finden sie nach Postleitzahl geordnet auf vielen nachstehenden Internetseiten zum Thema Essstörungen!

Internetseiten zum Thema Essstörungen

DEUTSCHLAND
www.anad-pathways.de
www.hungrig-online.de
www.essstoerungen.net
www.bulimie-online.de
www.praevention-von-essstoerungen.de
www.hoffnungsecke.de
www.fz-ess-stoerungen.de
www.cinderella-rat-bei-essstoerungen.de
www.sorgen-telefon.info
www.ab-server.de
www.lebenshungrig.de
www.heisshunger.net
www.bulimie-zentrum.de
www.dgess.de
www.bzga-essstoerungen.de

Schweiz – Beratung und Behandlung

Information

Beratung, Adressen und Informationen bieten Frauenberatungsstellen, psychosoziale oder Suchtberatungsstellen!

AES – Arbeitsgemeinschaft Ess-Störungen
Anlaufstelle für Beratungen bei Ess-Störungen
Mi u Fr 15.00–18.00 Uhr
Feldeggstr. 69 (2. Obergeschoss)
CH-8008 Zürich
Tel.: +41(0)43/4886373
e-mail: info@aes.ch oder beratung@aes.ch
Web: www.aes.ch

Association Boulimie Anorexie ABA
Avenue Villamont 19
CH-1005 Lausanne
Tel. & Fax: +41(0)21/3290439

Behandlung und Therapie

Essstörungsberatung und -ambulanz wird bundesweit in allen Spitälern und Universitätskliniken angeboten!

Zentrum für Menschen mit Essstörungen in Zürich
Werdstrasse 43 , 8004 Zürich
Tel.: +41(0)44/2911717
e-mail: info@essstoerung.ch
http://www.essstoerung.ch

lightline, Beratungsstelle für Essstörungen in Zürich
Savina Bachmann, Psychotherapeutin FSP
Südstrasse 74, 8008 Zürich
Tel.: +41(0)1/3832818
e-mail: s.bachmann@essstoerungen.ch
http://www.essstoerungen.ch

Selbsthilfezentrum Hinterhuus
Infos zu SH-Gruppen in der Schweiz
Feldbergstr. 55
CH-4058 Basel
Tel.: +41(0)61/6928100
e-mail: www.kosch.ch

Suchtfachstelle St. Gallen
Roschacherstr. 110
CH-9000 St. Gallen
Tel.: +41(0)71/2450545

Wysshölzli – Suchtfachklinik für Frauen
Fachklinik für Frauen mit Abhängigkeitserkrankungen und Essstörungen
Waldrandweg 19,
CH-3360 Herzogenbuchsee
Tel.: +41(0)62/9562356
Fax: +41(0)62/9562359
e-mail: info@wysshoelzli.ch
http://www.wysshoelzli.ch

Zentrum für Kinder- und Jugendpsychiatrie der Universität Zürich
Sprechstunde für Essstörungen
Mo, Di, Do: 8.30–12.00 Uhr und 14.00–17.30 Uhr
Mi u Fr: 8.30–12.00 Uhr
Neumünsterallee 3
CH-8032 Zürich
Tel.: +41(0)43/4992626
e-mail: dagmar.pauli@kjpdzh.ch

Internetseiten zum Thema Essstörungen

SCHWEIZ

www.netzwerk-essstoerungen.ch (auch auf französisch)
www.iness.ch
www.zsb-bern.ch/ku_essstoerung
www.lichtblicke-online.ch
www.aes.ch
www.essstoerungen.ch

Weiterführende Literatur

Hungrige Zeiten – Überleben mit Magersucht und Bulimie
Annika Fechner, Verlag: Beck 2007

Meine hungernde Seele
Vera Tomsche, Verlag: Lübbe 2002

Mein Körper, mein Feind
Claire Beeken, Johanna Greenstreet, Verlag: Lübbe 1998

Bulimie – wenn Nahrung und Körper die Mutter ersetzen
Cordula Keppler, Verlag: Patmos 2002

Alice im Hungerland. Leben mit Bulimie und Magersucht
Marya Hornbacher, Verlag: Ullstein 2001

Nimmersatt und Hungermatt – Essstörungen bewältigen
Marina Jenkner, Verlag: Frauenoffensive 2007

Ich hab dich nie so lieb gehabt, wie jetzt – meine Tochter hat Bulimie
Schulz-Vobach, Verlag: Droemer/Knaur 2004

Learning to be me – my 23 year battle with bulimia
Jocelyn Golden, Verlag: iUniverse 2005

Ess-Attacken stoppen – ein Selbsthilfeprogramm
Christopher G. Fairburn, Verlag: Huber, Bern 2004

Essen als Ersatz. Wie man den Teufelskreis durchbricht
Geneen Roth, Verlag: Rowohlt 2005

Als der Schmerz aufhörte die Seele zu essen – mein Tor in die Freiheit
Christina Didszun, Verlag: Dittrich 2005

Brave Mädchen essen auf
Rachel Oaks-Ash, Verlag: Beust 2001

Zucker und Bulimie
Inke Jochens, Verlag: Hedwig 2003

Hungersucht – Man(n) kotzt sich aus. Ein bulimiekranker Mann erzählt
Reinhold Miebach, Verlag: pro Literatur, Georg-Bittner 2004

Darüber spricht man(n) nicht ...! Magersucht und Bulimie bei Männern
Bernhard Wappis, Verlag: BoD GmbH Nordstedt 2005

Wege aus der Essstörung – 56 Frauen berichten
Beate Guldenschuh, Verlag: Studien Verlag 2001

Wenn Essen zum Zwang wird – Wege aus der Bulimie
Karin Wise, Verlag: Pal 1992

Das verhungerte Selbst – Gespräche mit Magersüchtigen
Hilde Bruch, Verlag: Fischer Frankfurt 1994

Magersucht – eine Therapeutin und Betroffene berichten
Monika Gerlinghoff, Verlag: Beltz 2002

Magersucht – Anstöße zur Krankheitsbewältigung
Monika Gerlinghoff, Herbert Backmund, Verlag: Dtv 2001

Mondfee
Kjersti Scheen, Verlag: Anrich 2002
Der Weg zurück ins Leben – Magersucht und Bulimie verstehen und heilen
Peggy Claude-Pierre, Verlag: Krüger Frankfurt 1998

Die Fressfalle – Selbsthilfe bei Essproblemen
Paulette Maisner, Rosemary Turner, Verlag: Beltz 1991

Sucht und Sehnsüchte – Erfahrungsberichte zur Bulimie
Michaele Linder, Verlag: Herder 1993

Zum Kotzen – das Aufbegehren einer esssüchtigen Frau gegen ihre selbst zerstörerische Krankheit
Birgit Kloth, Verlag: Attempo 1992

Die perfekte Frau und ihr Geheimnis
Kuni Becker, Verlag: Rowohlt 1994

Der heimliche Heißhunger
Monika Gerlinghoff, Herbert Backmund, Verlag: Dtv 1997

Die Bulimie besiegen – ein Selbsthilfe Programm
Ulrike Schmidt, Janet Treasure, Cornelia Thiels, Verlag: Beltz 2001

Wie lasse ich meine Bulimie verhungern? Ein systemischer Ansatz zur Beschreibung und Behandlung der Bulimie
Margret Gröne, Verlag: Carl-Auer Systeme 2002

Antidiätbuch, Tl.1 – Über die Psychologie der Dickleibigkeit, die Ursachen von Esssucht
Susie Orbach,
Verlag: Frauenoffensive 1979

Antidiätbuch, Tl.2 – Eine praktische Anleitung zur Überwindung von Esssucht
Susie Orbach, Verlag: Frauenoffensive 1993
Essstörungen
Hilde Bruch, Verlag: Fischer Frankfurt 2000

Pubertätskrisen junger Mädchen ... und wie Eltern helfen können
Mary Pipher, Verlag: Fischer Frankfurt 2002

Selbstheilung von Essstörungen für langjährig Betroffene
Monika Schimpf, Verlag: Modernes Lernen 1999

Iß doch endlich normal
Bärbel Wardetzki, Verlag: Kösel 2002

Die Frau, die im Mondlicht aß
Anita Johnston, Verlag: Droemer/Knaur 2002

Essen will gelernt sein – Essstörungen erkennen und behandeln
von Monika Gerlinghoff, Herbert Backmund, Verlag: Beltz 2003

Gewitter im Bauch
Anette Schlipper, Verlag: Georg-Bitter-Verlag 1999

Die heimliche Sucht unheimlich zu essen; Bulimie – Verstehen und heilen
Maja Langsdorff, Verlag: Fischer Frankfurt 2002

Die hungrigen Töchter – für Angehörige
Karin Schneider- Henn,
Verlag: Kösel 1988

Meinen herzlichen Dank an:

Valentin Habjan, Dietmar Hufnagl, Simon Meusburger, Elisabeth Kassal, Mareike Aram, Verena Leitner, Mag. Michael Hlatky, Verlagshaus der Ärzte GmbH, meine Familie und Freunde, die mich immer unterstützen!

Zum Kotzen

Buch und Regie:
Sigrid Tschiedl

Lilly: Verena Leitner

Uraufführung:
15. Mai 2008
Schuberttheater Wien

www.zumkotzen.at
www.schuberttheater.at

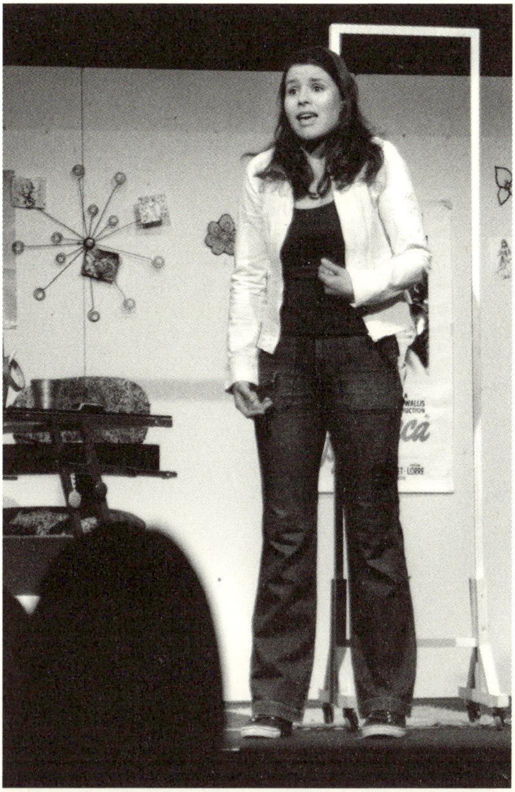

Fotos: Andreas Lindinger

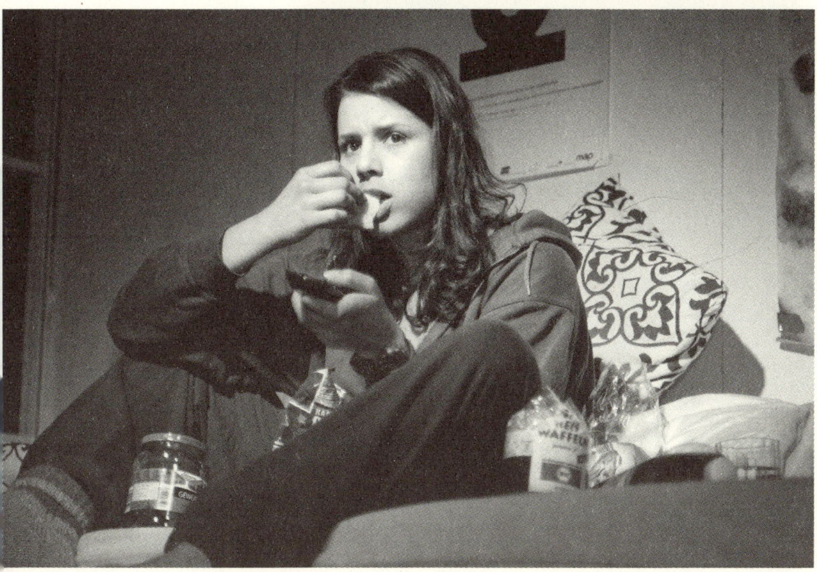